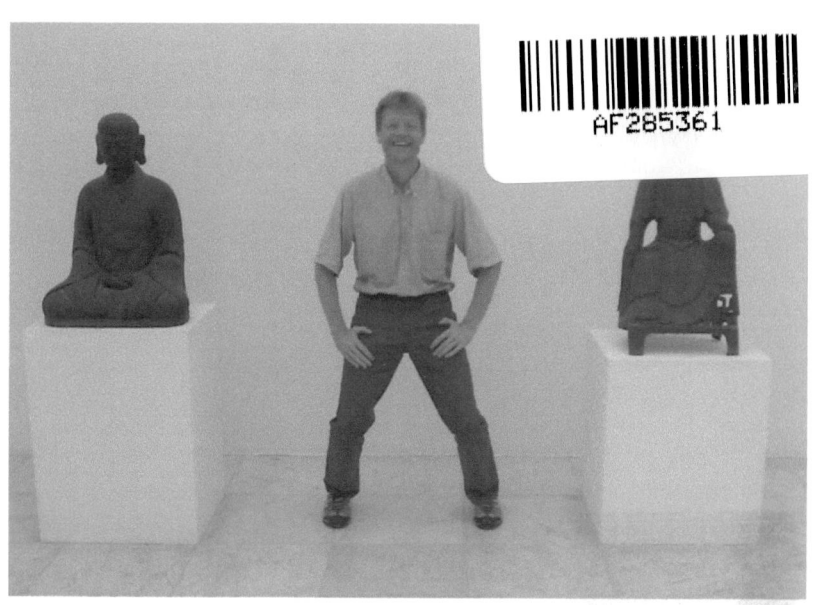

Die Fünf Tibeter

2.0

Geeignet für Späteinsteiger

Dr. Stefan Ulrich

Tippach Ph.D.

IMPRESSUM

Dr. Stefan U. Tippach Ph.D.

53121 Bonn

Endenicher Str. 287

Germany

www.Dr-Tippach.de

mail@Dr-Tippach.de

© 2021

Herstellung und Verlag:
BoD – Books on Demand, Norderstedt

ISBN: 978-3-7526-5879-8

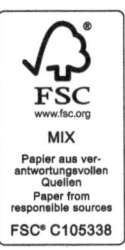

COPYRIGHT

Die Deutsche Nationalbibliothek verzeichnet diese Publikation in der Deutschen Nationalbiografie; detaillierte bibliografische Daten sind im Internet über http://dnb.d-nb.de abrufbar.

EINLADUNG

Lernt in diesem Buch die traditionellen
5 Tibeter kennen

Erfahrt einen ganzheitlichen Weg
zu Gesundheit und Wohlbefinden

Die Darstellung richtet sich ebenso an
Anfänger ohne Vorkenntnisse und
Späteinsteiger wie an Fortgeschrittene –

wer die Tibeter bereits gut kennt,
kann nun richtig in die Tiefe gehen!

Vorwort: 5 Tibeter für Eure Gesundheit

Tibet ist für uns ein fast mythisches Wort. Man ahnt schon eine Art „spiritueller" Gymnastik. In gewisser Weise ist das zutreffend, denn die hier vorgestellten Übungen dienen nicht allein der körperlichen Gesundheit, sondern auch dem allgemeinen Wohlbefinden, welches auch im Westen Komponenten von emotionaler und mentaler Gesundheit beinhaltet.

Vor allem haben wir es hier mit Übungen zu tun, welche nicht nur die Gelenke und Sehnen gesundmachen bzw. kräftigen, sondern darüber hinaus alle Energieströme im Körper in einen harmonischen Ausgleich bringen. D.h. etwa, dass, wer Verspannungen im Nacken hat, dort also eine muskuläre (sowie energetische) Blockade hat, die dort festgehaltene Energie loslassen und sie z.B. in die Füße führen kann. Es wird also nicht nur „Altes" abgebaut, sondern dieses gleichzeitig dazu verwendet, Neues und Gesundes aufzubauen.

Einige der Übungen sind nicht ganz leicht durchzuführen. Viele, besonders ältere Menschen, halten sich für geradezu unfähig, diese Übungen zu machen. Ich habe allerdings über 20 Jahre Erfahrung im Training mit Älteren, Vorerkrankten und Menschen in der Reha bzw. Rekonvaleszenz. Daher habe ich es mir zur Aufgabe gemacht, die Übungen leichter zu gestalten, Zwischenschritte und – stufen einzuführen sowie von Grunde auf auch die Ruhe- und Erholungsphasen zwischen den einzelnen Übungen komplett neu zu gestalten und auch in Einklang zu bringen mit modernen Erkenntnissen der Bewegungs-, Atem- und Gymnastik-Therapie.

Ich möchte somit allen LeserInnen nachhaltig versichern, dass dieses Buch Anleitung und Hilfestellung für praktisch jeden Gesundheitszustand bietet, sodass alle davon enorm gesundheitlich profitieren können. Denn eines ist sicher: Bewegen müssen wir uns alle, auch und gerade nach Krankheiten sowie im Alter. Deshalb beschreibt dieses Buch sowohl alle Tibeter in ihrer korrekten traditionellen Form als auch den Weg dahin, d.h. wie man diese Form schrittweise erreichen kann. Und wer die einzelnen Schritte kennt, der weiß auch am besten, wie Bewegung und Atmung zu koordinieren sind. Daher kann ich das Buch auch denen empfehlen, die noch eine junge und gute Gesundheit haben.

Darüber hinaus vermittele ich vor allem Achtsamkeit. Denn aus meiner Sicht gab es vor der Trennung von Qi Gong (vgl. näher Tippach „Die 9 Schleusen Öffnen") und Yoga eine gemeinsame, noch viel ältere Tradition, welche schon über erstaunliche Einsichten in die Funktionalität des menschlichen Körpers und Geistes verfügte. Dort waren die Grundlagen einer medizinischen Bewegungstherapie bereits klar erkannt und verankert – insbesondere das Prinzip der Achtsamkeit. Anstatt sich nämlich in Körperpositionen oder Bewegungen hineinzuzwingen, die man – jedenfalls im Augenblick – nicht einnehmen kann, sollte man sich lieber Schritt für Schritt herantasten. Und genau diese Möglichkeit biete ich in diesem

Buch an. Ich gebe deshalb einen etappenweisen Aufbau der Übungen an, die jeder soweit nachvollzieht wie es ihr oder ihm möglich ist. Dann werden sich Verbesserungen ganz von selbst ergeben, u.a. beginnt sich der eigene Alterungsprozess zu verlangsamen, wenn nicht gar umzukehren.

Ich zeige zudem eine kleine tägliche Routine, welche man durchführen kann, um im Alltag zu jeder Zeit einen wichtigen Beitrag zur eigenen Gesundheit geben zu können. Auf meiner Webseite finden sich Einträge über meine Kurse. Ich bin hauptberuflich als Heiler tätig, und so möchte ich wirklich von Herzen darauf hinweisen, wie wunderbar die Tibeter die Selbstheilungskräfte des Menschen unterstützen. Bewegung und Ruhe mit Weisheit ins Gleichgewicht gebracht unterstützen Dich bei egal welcher Krankheit oder Einschränkung. Ich wünsche Dir das Allerbeste, und mögen meine Ausführungen Deine Gesundheit wirkungsvoll unterstützen. **Ergänzt wird auch dieses Buch durch Podcasts und Videos, die man über meine Patreon-Seite erhalten kann. Bitte unterstützt meine Arbeit durch Sponsoring!**

www.patreon.com/user?u=14780777

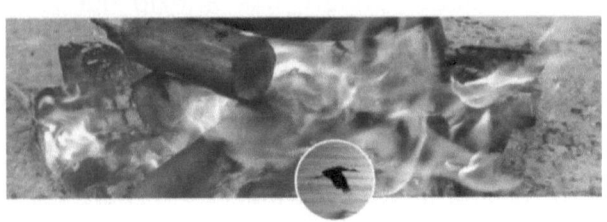

INHALTSÜBERSICHT

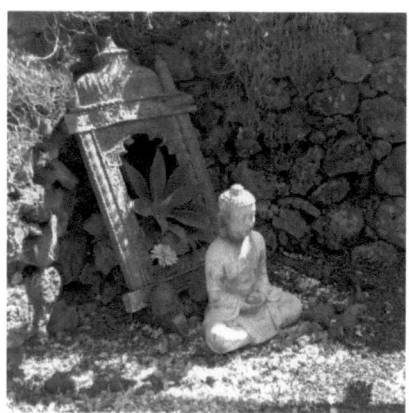

Danksagung

Mein Dank gilt all denen, die mich auf Workshops, Kursen, Vorträgen und Tagungen mit Fragen und ihrem Interesse bereichert haben. Sie haben mir nämlich erst beigebracht, wer welche Übungen wirklich benötigt, damit sich die positive gesundheitliche Wirkung einstellt. Dieses Wissen kann ich hier weitergeben.

Schließlich danke ich allen, die an der Entstehung dieses Buch bzw. den dazugehörigen Video-Sequenzen mitgewirkt haben, insbesondere Herrn Benedikt Wieser von Wieser Production für seine Film- und Foto-Kunst und Frau Dorothee Rego Dacal für ihre inspirierte Korrektur.

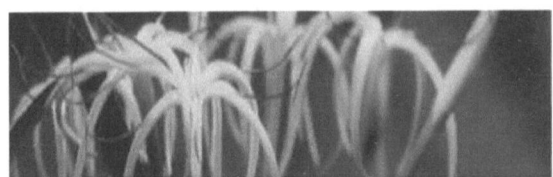

Inhaltsverzeichnis

Einführung in die Fünf Tibeter

Die als *Tibeter* bezeichneten Übungen stammen wahrscheinlich tatsächlich aus dem Tibetischen Gebiet. Es gibt dort, vor allem im Westen des Landes, viele Klöster. Die Mönche waren dafür bekannt, sich eben nicht nur den geistig-spirituellen Dingen zu widmen, sondern diese auch im menschlichen Körper zu verorten. Mag der genaue Herkunftsort auch unbekannt sein, mögen Land oder Region „Tibet" u.U. später hinzugefügt worden sein - jedenfalls erscheint es hinreichend anerkannt zu sein, dass diese Übungen tatsächlich aus dem Gebiet des Himalaya stammen.

Körper und Geist, das ist ein Thema bereits in der Antike. „Mens sana in corpore sano", das hat man schon in der Schule im Lateinunterricht gehört. Und es ist ja auch wahr: der Geist oder der Körper heilen nicht allein und getrennt voneinander, sondern nur gemeinsam. Daher die o.g. Formulierung „Gesunder Geist in gesundem Körper". Sport hat eine heute von der Wissenschaft nachgewiesene positive Korrelation zu psychischen Erkrankungen. Wer z.B. eine depressive Phase durchmacht, dem sei empfohlen, sich täglich und wenn möglich mehrfach, zu dehnen. Denn insbesondere Dehnungen der Sehnen haben einen positiven Einfluss auf die eigene Stimmung, denn Dehnen setzt Serotonin frei. Auch bei den Tibetern gibt es etliche Dehnungselemente.

Wer nicht so gerne „kalt" in die Übungen starten möchte, der kann sich vorher idealerweise mit meinem 12-Minuten-QiGong-Programm aufwärmen (ebenfalls auf Amazon erhältlich). Danach lassen sich die Tibeter umso wirksamer üben.

Die Fünf Tibeter *richtig* durchführen

Mit die 5 Tibeter „richtig" durchführen meine ich, diese traditionellen Übungen richtig einordnen und ausführen zu können. Denn ihr gesundheitlicher Wert erschließt sich nur, wenn man sie auch tatsächlich korrekt durchführt. Um die 5 Tibeter richtig durchzuführen, erfordert es eigentlich bereits ein gewisses Maß an Beweglichkeit mitzubringen! Das empfinden gerade auch ältere oder vorerkrankte TeilnehmerInnen auf meinen Workshops immer wieder. Und wirklich, anfangs scheint die eine oder andere Körperhaltung bzw. Position ein gewisses Hindernis darzustellen. Dann schaut man sich eventuell auch noch eines meiner Videos (Zugang über meine PATREON-Seite) an und glaubt, „das schaffe ich gar nicht". Doch weit gefehlt! Vor allem für Späteinsteiger, Rekonvaleszenten, ältere oder kranke Menschen sind die in diesem Buch (und dem zugehörigen Video) vorgestellten Übungen besonders wichtig, denn sie führen zu einer z.T. enormen Steigerung der körperlichen Gesundheit und Beweglichkeit. Es fehlte jedoch bisher an einer Darstellung, welche diese Menschen auch wirklich berücksichtigt. Diese beklagenswerte Lücke schließt das vorliegende kleine Buch, in dem ich die Übungen von Grund auf beschreibe, sodass jeder sie durchführen und Schritt für Schritt verbessern kann.

Während meiner diversen Ausbildungen bin ich immer wieder dem Thema des sog. „Altensports" begegnet. In den neueren Formen nennt sich das dann Sport 55+ oder 60+. Eine Teilnehmerin sagte mir vor kurzem, dass sie sich durch solche Kursbezeichnungen mittlerweile beinahe stigmatisiert, auf jeden Fall aber ausgegrenzt fühle. Das kann ich sehr gut nachempfinden. Daher unterrichte ich solche Formate nicht, sondern Kurse, welche für alle offen sind – und jeder führt die Übungen dann eben so gut aus, wie es im Rahmen der eigenen Möglichkeiten geht. Wer z.B. einen Stuhl zur Unterstützung nehmen will, tut das einfach. Wem der Boden zu kalt ist, legt eine Matte und wärmende Decke unter.

Mir sind aus über 20-jähriger Kurs-Praxis in Qigong und Yoga die vielen kleineren und auch größeren Malaisen des menschlichen Körpers bestens bekannt. Das betrifft auch jüngere Menschen, die ja schließlich auch alle einmal erkranken oder Unfälle erleiden können. Zudem möchte ich dazu beitragen, dass wir alle als Gesellschaft integriert bleiben. Es ist insoweit mein Anliegen und meine Philosophie, Menschen aus Freude an Bewegung, Gesundheit und durchaus auch an der hinter vielen der Übungen stehenden Metaphysik, z.B. des Yin und Yang, zusammenzubringen, damit wir alle das Leben und den Austausch miteinander zelebrieren können. Die Fünf Tibeter werden auch „Fünf Tibetische Riten" genannt. Wir können dieser weiteren Bezeichnung jedenfalls entnehmen, dass der grundlegende Ansatz dieser Übungen über den rein sportlichen Aspekt hinausgeht. Denn der Begriff „Ritus" reicht ja in der Tat über den Begriff „Übung" hinaus.

Insgesamt habe ich alle Übungen so konzipiert, dass jeder herangeführt wird. Alle Leser mögen daher bitte selbst entscheiden, welche der hierin aufgezeigten Übungen, Teile bzw. Vereinfachungen sie ausprobieren möchten. Bitte geht dabei stets achtsam mit Euch selbst um. Achtsamkeit umfasst, in den eigenen Körper hineinzuspüren *und* außerdem gewillt zu sein, den eigenen, auf diese Weise gewonnenen Erkenntnissen auch zu folgen. Wenn also z.B. der Nacken verspannt ist, dann lehnt man diesen in der dritten Tibeter Übung nicht, und schon gar nicht gewaltsam, weit nach hinten, sondern man schont sich und führt die Bewegung nur ansatzweise aus. Bitte übt die Tibeter auch in der richtigen Reihenfolge. Wer aus gesundheitlichen Gründen eine oder zwei davon nicht durchführen kann, lässt diese einfach weg, behält jedoch grundsätzlich die durch die Zählweise nahegelegte Reihenfolge bei.

Zu den Vereinfachungen der Übungen

Bei den einzelnen Tibetern zeige ich jeweils Schritte, die es Späteinsteigern sowie erkrankten und in Rekonvaleszenz befindlichen Menschen erheblich leichter macht, die Übungen durchzuführen. Wir werden alle nicht jünger. Wenn man Videos anschaut, z.B. auf YouTube oder DailyMotion, dann findet man dort einige recht ordentliche Präsentationen der Fünf Tibeter. Nur stellt man halt fest, dass das Durchschnittsalter der dort übenden Personen max. 30 Jahre beträgt. Ja, da kann man sich leichter bewegen und da ist die körperliche Koordination noch besser. Die Tibeter sind eine Übungsform mit einer sehr langen Tradition, mit der sich vor allem auch ältere Menschen in Körper und Geist gesund erhalten können. Ich selbst gehe jetzt stramm auf die 60 zu und möchte auch durch mein persönliches Beispiel zeigen, wie man bis ins hohe Alter fit, flexibel, gesund und kräftig bleibt. Denn genau dabei helfen die Tibeter allen, die diese Übungen erlernen. Damit der Einstieg gelingt und niemand wegen der Schwierigkeit z.B. im Zweiten Tibeter gleich wieder aufgeben muss, habe ich dieses Buch verfasst. Von Herzen möchte ich wie stets empfehlen, am besten mehrere andere Bücher zu diesem Thema zu lesen. Im Bereich der Tibeter gibt es eines, welches diese Form der Übungen Ende der 80er Jahre im Westen bekannt gemacht hat. Die deutsche Übersetzung lautet „Die Fünf Tibeter" von Peter Kelder, bzw. Titel der amerikanischen Originalausgabe: „Ancient Secret of the Fountain of Youth". Um ein Thema kennenzulernen, empfiehlt es sich, mehrere

Bücher und Darstellungsformen zu studieren, auch Fotos, Videos, DVDs. Soweit möglich sollte man auch einen persönlichen Kurs besuchen. Mein Beitrag mit diesem Buch besteht darin, jeden interessierten Menschen gleich welchen Alters oder Gesundheitszustandes an die Tibeter heranzuführen. Ich habe über 20 Jahre Erfahrung im Gruppen- und Individual-Training mit Menschen, die z.T. erhebliche körperliche Einschränkungen hatten. In meinen Tai-Chi, Qi-Gong und Yoga-Kursen können alle mitmachen. Ich möchte jeden unterstützen, wo es gebraucht wird. Genauso ist dieses Buch angelegt: Nicht jeder vereinfachende Schritt ist für jeden erforderlich! Doch es tut gut, zu wissen, dass stets etwas Passendes dabei ist. Eine sehr wichtige Hilfestellung möchte ich hier an den Anfang stellen, denn sie betrifft alle Übungen. Wer eine Übung (noch) nicht vollständig durchführen kann, möge bitte Folgendes tun: Nimm die jeweilige Übung geistig vorweg, also, indem Du Dir vorstellst, am besten vor Deinem dritten Auge, wie Du die Übung ausführst. Eine andere Möglichkeit ist, Dir jemand vorzustellen, also ein Bild von jemandem zu sehen, der diese Übung in perfekter Form ausführt. Im Qi-Gong hat man nämlich positive Veränderungen bei den Hirnströmen festgestellt, wenn Menschen sich eine Übung vorstellen, die derjenigen nahekommt, die man sonst selber ausführen würde. Auf jeden Fall erhält man so ein klares Bild vom Ablauf einer Übung und man kann sie sich auf diese Weise auch besser einprägen. Nun beginnen wir, und ich wünsche Euch allen viel Freude damit!

Rahmen für die Übungspraxis

Es wird zwar heute oft gelehrt, dass man Übungen an jedem Ort machen kann oder gar sollte und, dass man einfach zwischendurch aufsteht und sich etwas bewegt. Ich verstehe diesen Ansatz und befürworte ihn auch grundsätzlich, denn er trägt der modernen Art zu leben durchaus Rechnung. Jedoch verhält es sich mit den Tibetern dezidiert anders. Die Tibeter-Übungen sind nämlich keine Bewegungen für „mal so eben zwischendurch". Sie möchten ihren Wert nicht nur für den Körper, sondern vor allem auch für den Geist entfalten. Das erfordert eine gewisse Ruhe und damit auch ein gewisses Maß an Zeit, die man aufwendet. Aus meiner Erfahrung sollte man sich zumindest 15-20 Minuten Zeit nehmen, um die Übungen durchzuführen.

Es braucht eine ebene Grundfläche, auf der man übt. Das kann ein Teppich sein, eine Matte aus Bast oder Kunststoff oder der nackte Boden. Man achte jedoch darauf, es nicht unangenehm für sich selbst zu machen. Kälte vom Boden ist z.B. nicht gut. Man sollte auch bedenken, dass einige Übungen am besten barfuß ausgeführt werden. Es ist außerdem eine gute Idee, eine Decke neben sich zu legen, um sich während der Ruhephasen bzw. nach den Übungen warmzuhalten.

Weiter braucht es eine leichte Bekleidung, in der man sich gut und leicht bewegen kann. Gürtel sollte man besser ablegen, weil sie bei der Biegung des Oberkörpers, welche mehrfach in den Übungen erfolgt, Bewegung einschränkend und damit hinderlich sind. Wer insgesamt lieber mit Schuhen trainiert, sollte sich leichte Sneakers oder Gymnastikschuhe besorgen.

Musik

Eine Frage höre ich mit schöner Regelmäßigkeit: Soll man bzw. darf man Musik im Hintergrund verwenden? Ja, darf man. Ich rate jedoch – ebenso wie in meinem Qigong Buch – davon ab. Denn Musik kommt immer mit einem Rhythmus, weswegen wir ja auch so gerne auf sie tanzen. Über rhythmische Elemente kann jede Art von Musik, sei sie auch noch so Entspannung fördernd, auf unsere Atmung und damit unsere Bewegung Einfluss nehmen. Während dieser tiefgehenden Übungen, welche auch nicht zu Unrecht „Riten" genannt werden, möchte ich diesen Einfluss genau nicht. Sie wirken tiefgreifend belebend und verjüngend auf Körper und Geist gleichermaßen.

Diese wunderbare Wirkung können die Übungen am besten entfalten, wenn man ganz bei sich selbst ist. Musik hören vernetzt uns jedoch wieder mit der Außenwelt, anstatt sich auf das Innen zu konzentrieren und so auch seine Selbstheilungskräfte auf allen Ebenen zu aktivieren. Dabei ist mitentscheidend, den *eigenen* Atemrhythmus zu finden, zu praktizieren und zu verstetigen. Das ist es mir wert, einmal auf die konstante Berieselung mit Klängen zu verzichten. Probiert es einfach aus und seht, was für Euch das Beste ist.

Vorbereitung

Vor der Durchführung der Tibeter sollte man auf keinen Fall etwas Schweres essen. Das belastet nur und schränkt die Bewegungsfähigkeit ein. Übt man morgens, was sehr empfehlenswert ist, dann am besten auf nüchternen Magen. Die letzte (leichte) Mahlzeit sollte wenigstens 30 Minuten zurückliegen. Am besten trinkt man auch vor den Übungen nichts außer einem halben Glas Wasser oder Tee, von dem man auch zwischen den Übungen kleine Schlucke trinken kann.

Unter keinen Umständen darf man die Tibeter unter Alkoholeinfluss üben. Denn bei diesen Übungen werden große Mengen an Qi (Lebensenergie) im Körper und seinen Energiezentren bewegt bzw. gesammelt. Bei diesem Prozess würde Alkohol destabilisieren wirken. Selbstverständlich darf der/die Übende auch nicht unter Einfluss sonstiger Drogen stehen. Weil die mentalen und psychischen Implikationen der Übungen umfangreich sein können, sollte mit dem Hausarzt abgeklärt werden, ob eventuell eine Medikation entgegensteht.

Ich selbst bereite mir gerne eine Tasse grünen oder Oolong Tees, den ich zwischen den Übungen in kleinen Schlucken zu mir nehme. Dann stelle ich das Smartphone aus bzw. blockiere sonstige Störungsquellen. Denn diese Zeit gehört mir allein, mir und meinem Wohlbefinden. Daher bin ich nicht für Gespräche oder Anfragen verfügbar.

Dann beginne ich damit, mich zu zentrieren.

Bitte lass Dich darauf ein, in Ruhe und Harmonie zu gelangen, bevor Du die Riten durchführst. Entspanne Dich; achte auch darauf, das Kiefergelenk zu entspannen.

Atme gleichmäßig ein und aus.

Ein.

Und wieder aus.

Atme stetig und ruhig weiter. Die Ausatem-Phase ist länger, um die beruhigende Wirkung der Atmung auf den Körper zu erhöhen. Atme am besten durch die Nase.

Ein.

Aus.

Ein.

Aus.

Stell Dich nun in den Grundstand, Füße schulterbreit auseinander, Gesicht und Kiefergelenk entspannt. Du bist nun bereit, mit dem Ersten Tibeter zu beginnen.

Gesundheitliche Verbesserungen

Ganz zentral geht es bei den Fünf Tibetern um die Wirbel in unserer Wirbelsäule. Sie werden sanft stimuliert, gekräftigt und in ein leichtes Schwingen versetzt. Die Übungen können für sich oder in Verbindung mit anderen Sportarten durchgeführt werden. Durch die Sanftheit der Ausführung ist gewährleistet, dass dieses sensible System unserer Wirbel nicht überanstrengt wird. Daher werden die Übungen auch langsam ausgeführt. Nie gehe man an die Grenzen der eigenen Leistungsfähigkeit. Nie überstrapaziere man seine Gelenke, Wirbel, Sehnen oder Muskeln.

Die anatomischen Wirbel haben in der Fernöstlichen Lehre eine Entsprechung in den sog. „Energie-Wirbeln", die man auch „Chakras" nennt. Darunter versteht man sich leicht drehende energetische Zentren, welche das gesamte menschliche (Körper- und Geist-) System tragen und das Außen mit dem Innen verbinden. Diese Wirbel werden ebenfalls leicht angeregt und auf diese Weise verjüngt. Man sagt, dass die Drehfähigkeit der Wirbel, und zwar sowohl der anatomischen als auch der energetischen, das eigentliche Alter eines Menschen bestimmen.

Körperlich geht es weiterhin um das *endokrine* System. Das endokrine System (Hormon-System) ist ein Netzwerk von Drüsen, die im ganzen Körper verteilt sind. Diese Drüsen produzieren Hormone, die in den Blutkreislauf abgegeben und durch das Blut an weite entfernt Orte des Körpers befördert werden. Die Hormone, die von diesen Drüsen abgesondert werden, bezeichnet man als Hormonsystem. Zu diesem gehören u.a. Signalstoffe absondernde Zellen und inkretorische Drüsen. Das gesamte Körpersystem wird mit allen Organen über Hormone und Stoffwechselvorgänge reguliert. Hormone sind Botenstoffe, die entweder unmittelbar auf Nachbarzellen in der Umgebung (also *parakrin*) einwirken oder ihre Zielzellen erreichen, nachdem sie endokrin in den Blutkreislauf abgegeben wurden. Die Medizin, insbesondere die Altersforschung, weiß heute, dass der Zustand des menschlichen Hormon-Systems ein direktes Spiegelbild seines wahren Alters ist. Bestimmte Hormone wie Testosteron nehmen mit zunehmendem Alter ab. Die regelmäßige Durchführung der Tibeter trägt dazu bei, diesen Prozess zumindest zu verlangsamen, wenn nicht gar, wie einige alte Meister sagen, umzukehren.

Mit den Übungen normalisiert und harmonisiert sich die Drehgeschwindigkeit der Wirbel ebenso wie die der energetischen Wirbel, d.h. der sog. Chakren, im menschlichen Körper. Bei älteren und erkrankten Menschen bedeutet das i.d.R. eine Zunahme der Geschwindigkeit, die sich seit der Jugend nämlich mehr und mehr reduziert hat. Neben diesem regelmäßigen Prozess geschieht das gleiche, nämlich die Abnahme der Beweglichkeit und Vitalität der Wirbel auch bei Erkrankungen. Allerdings kann sich im Fall von kurzen und heftigen ebenso wie bei längerfristigen und schwereren Erkrankungen die Abnahme von Vitalität z.T. ganz erheblich beschleunigen. Damit altern wir schneller und es sind alle unsere Organe und Körperteile davon negativ betroffen.

Man kann den Re-Vitalisierungsprozess durch die Tibetischen Riten auch mit einer *Vortex*- bzw. Wirbel-Bildung vergleichen. Denn auch unsere eigentlichen Wirbel drehen sich! Doch ist dies ebenso wie bei den Chakren keine Runddrehung, sondern eine Schwingung, eine Vibration. Wer z.B. länger Qi Gong übt, der kennt diesen Moment, in dem sich ein gewisses Vibrieren im gesamten Körper einstellt. Das zeigt dann an, dass der Körper von gesundem Lebens-Qi (Atem, Prana, Energie) erfüllt ist. Diese Energie unterstützt uns dabei, alle unsere gesundheitlichen Probleme zu lindern, etwa Bandscheiben-Probleme zu beheben.

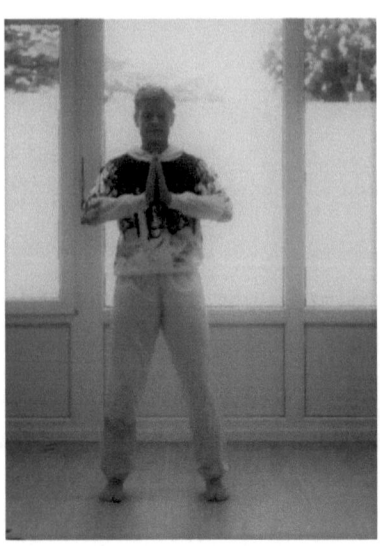

Wer sich an den nachfolgend beschriebenen Atemrhythmus hält, der wird große gesundheitliche Fortschritte an sich bemerken. Denn mit der richtigen Atmung nimmt der Körper deutlich mehr Sauerstoff auf und das bedeutet Gesundheit pur. Außerdem vertieft sich die Atmung und das führt den menschlichen Geist in einen Ruhezustand. Mit Ruhe kommt Entspannung, und wir wissen es ja alle: nur in entspanntem Körper tritt Heilung ein. Gerade psychische Erkrankungen sind ja regelmäßig mit Unruhezuständen verbunden. Zur Förderung von Gesundheit und Gelassenheit in uns dient der lockere Grundstand, der vielen aus dem Qi Gong bekannt sein wird. Es gibt davon sicherlich Varianten, doch der Zweck bleibt stets derselbe. Stehe und harmonisiere Deinen Atem.

Zur praktischen Durchführung

Zunächst möchte ich einige Hinweise geben, welche für alle nachfolgenden Tibeter-Übungen zutreffen. Schafft Euch einen harmonischen und ruhigen Rahmen. Ruhe sollte uns umgeben, deshalb BITTE KEINE drängenden Geschäfte wie z.B. Telefonate erledigen, keine Facebook Benachrichtigungen nebenher checken. Beginnt am besten einfach damit, gerade im Raum, neben Eurer Matte zu stehen.

Wer möchte, kann sich vor dem Beginn, ebenso wie beim Qi Gong, den Körper abstreifen und sich so von alten, stagnierenden Energien befreien. Dabei streift man zwei bis vier Mal mit der linken Hand den rechten Arm in Richtung Hand ab, als ob man sich von Staub befreit, dann den linken Arm mit der rechten Hand. Die Beine und der Oberkörper werden in Richtung der Füße abgestreift. Das dauert nicht mehr als eine halbe Minute.

Danach betritt man seine Matte, Teppich oder einen sonstigen zumindest mental gekennzeichneten Raum, der unsere Verbindung zur Erde darstellt, während wir üben. Neben diesem besonderen Platz stellt man am besten seinen Tee oder ein Glas Wasser, sodass man es nicht während der Erholungsphasen erst holen muss. Mein Tee steht meist auf einem Stövchen mit brennendem Teelicht, was zu einer ruhevollen Atmosphäre beiträgt.

Bei keinem der Tibeter darf man sich überanstrengen. Also kein keuchender Atem, keine heftigen Schweißausbrüche oder dergleichen. Die gesamte Ausführung erfolge ruhig und gleichmäßig. Man erlege sich auch keinen Zwang auf, mindestens eine bestimmte Anzahl von Wiederholungen zu schaffen. Langfristiges Ziel ist es, den Körper (wieder) in die Lage zu bringen, dass man von jedem Tibeter 22 Wiederholungen durchführen kann. Doch ist es absolut nicht erforderlich, dies bereits nach sechs Monaten zu schaffen. Man berücksichtige bitte die eigene aktuelle körperliche (und geistige) Verfassung, Gesundheitszustand und nicht zuletzt auch die Tagesform. Spürt in den Körper hinein und hört ihm zu. Wenn er z.B. nach vier Wiederholungen sagt „das reicht jetzt", dann folgt diesem Hinweis unbedingt. Auch wenn vielleicht gestern acht Wiederholungen möglich waren. Es kommt auf eine gewisse Kontinuität an. Lieber übe ich jeden Tag 12 Minuten als zwei Mal pro Woche eine Stunde. Denn die Wirbel sollen regelmäßig leicht beschleunigt werden anstatt sie ab und an total zu überdrehen. Überhaupt ist Gesundheit ein stetiger Prozess, der auch ab und an Rückschläge auszuhalten hat.

Wenn es heiß ist, übt langsamer und mit weniger Muskeleinsatz als bei kalten Temperaturen. Dein Raum sollte weder zu kühl noch überheizt sein. An kalten Tagen ziehe ich lieber zu Beginn der Übungen einen warmen Sweater drüber, den ich meist schon nach dem zweiten Ritus wieder ablege. Der nachfolgende Abschnitt handelt von der korrekten Atmung während der Übungen.

Atmung

Zunächst einmal ist es sehr wichtig, gleichmäßig und regelmäßig zu atmen. Ein. Aus. Ein. Aus. Ein. Erinnert Euch daran, dass bei den Tibetern ebenso wie im Qi Gong auch der Atem die Bewegung führt, nicht umgekehrt. Man sollte auf gar keinen Fall seinen Atemfluss unterbrechen, auch nicht, wenn man gerade die Richtung wechselt, also z.B. beim Dritten Tibeter den Rücken wieder aufrichtet, sondern man sollte stets gleichmäßig und ruhig weiteratmen. Denn auf diese Weise werden auch unsere Bewegungen ruhig, gleichmäßig und kraftvoll.

Der Atem sollte soweit möglich als sog. Zwerchfell-Atmung durchgeführt werden. Lustiger weise glauben viele Leute noch immer, dass dies bedeutet, statt oder zusätzlich zur Lunge mit dem Zwerchfell zu atmen. In Wirklichkeit jedoch liegt das Zwerchfell unter den Lungen und kann natürlich keine Luft aufnehmen. Das Zwerchfell oder auch „Diaphragma" genannt ist eine Gruppe von Muskeln, welche beim Menschen die Brust- und die Bauchhöhle voneinander trennt. Mit seiner domförmigen Gestalt ist es unser wichtigster Atemmuskel, dessen Kontraktion das Einatmen bedingt.

Mit einer bewussten (kleinen) Dehnung oder Wölbung des Bauches dehnt man den Zwerchfellmuskel nach außen und schafft dadurch der Lunge mehr Platz, um sich auszudehnen, weil sie sich mit Sauerstoff füllt. Der Begriff der Zwerchfell-Atmung bezeichnet also eine muskuläre Aktivität, welche die

Atmung fördert, indem sie diese vertieft. Wer es einigermaßen bewerkstelligen kann, der sollte immer so atmen. Diese Art der Atmung ist generell äußerst förderlich für die Gesundheit. Den meisten Menschen fällt das eher schwer, aber dann kann wenigstens während der Tibeter darauf geachtet werden, um die positiven Wirkungen zu unterstützen.

Generell empfehlenswert ist die Atmung mit der Nase. Das betrifft sowohl die Einatem- als auch die Ausatem-Phase. Die meisten Menschen atmen zwar lieber mit dem Mund aus, jedoch hat die medizinische Forschung herausgestellt, dass bereits die Ausatmung durch den Mund die Anzahl der Stresshormone im menschlichen Körper deutlich erhöht. Die Beteiligung des Mundes an der Atmung indiziert immer Stress. Das hat mit einem sehr frühen Teil unseres Gehirns zu tun, der sog. Amygdala. Um sprichwörtlich jeden Stress durch die Atmung zu vermeiden, bietet sich gerade während der wohltuenden Übungen die Nasenatmung an. Versucht es am besten selbst. Zumindest ist eine zunehmende Heftigkeit (Stoßatmung) während der Übungen ein Indiz dafür, dass man zu sehr „arbeitet". Der westliche Mensch macht das gerne und setzt sich regelmäßig unter Leistungsdruck. Bitte nehmt davon Abstand. Denn der positive gesundheitliche Effekt lässt sich nicht herbeizwingen, sondern stellt sich langfristig bei ca. 50% Krafteinsatz ein. Weniger ist also mehr.

Der Erste Tibeter: nach rechts drehen

Der erste Tibetische Ritus sieht so einfach aus. Man dreht und kreist dabei im Uhrzeigersinn, also rechts herum, um die eigene Achse. Dass dieser Ritus so kinderleicht ist, ist erstaunlicherweise für viele Übende gerade das Problem. Denn in unseren westlichen Gehirnen tobt ja die Vorstellung, dass etwas schwierig, anstrengend oder sonst unangenehm sein müsse, damit es auch etwas bringen kann. So kann man sich das Leben schwer und die Übungen nahezu unmöglich machen.

Bezeichnenderweise sind es genau diejenigen, die den Ersten Tibeter als zu leicht empfinden, auch die, welche beim Zweiten Tibeter direkt aufgeben möchten, weil der nämlich in Struktur und Ausführung wirklich ziemlich schwierig ist. Doch es sei an dieser Stelle klar gesagt: Du bekommst beides mit der Zeit hin, also die Ruhe beim ersten und die Kraft beim zweiten Ritus in Dir zu entfalten.

Stelle Dich also auf Deinen besonderen Platz, die Füße nach vorn gerichtet und etwa Schulter breit auseinander. Dann hebe die Arme, strecke sie seitlich vom Körper weg. Die Handflächen zeigen nach unten zur Erde. Halte die Arme locker dort, spanne die Muskeln möglichst wenig an.

Die Ellenbogen sind leicht gerundet, damit das Qi gut fließen kann (Foto nachstehend links). Halte die Schultern locker. Stehe einen Augenblick auf diese Weise, sammle Dich.

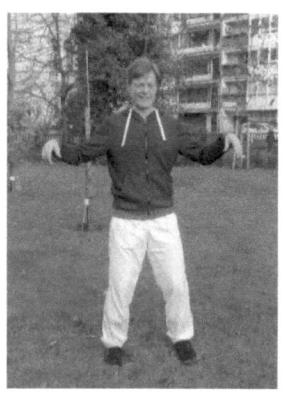 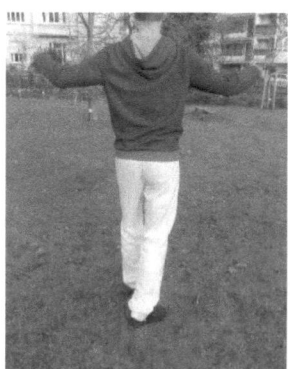

Dann beginne. Setze den rechten Fuß ganz leicht zur Seite (Foto oben rechts), und zwar maximal 45° nach rechts, d.h. Deine Zehen zeigen nach rechts außen. Bitte: Dies ist lediglich ein ungefährer Wert, der besagen soll, dass der rechte Fuß keinesfalls in einen rechten Winkel zum linken Fuß gestellt werden soll. Die Öffnung nach rechts kann auch geringer ausfallen. Eben genau so, wie es für Dich am besten erscheint, Deine Körperdrehung nach rechts einzuleiten.

Übrigens, viele Leute haben mich gefragt, ob man nicht zu „ausgleichenden Zwecken" den Körper auch mal links herumdrehen sollte. Die Antwort ist klar und eindeutig: Nein! Immer nur rechts herum, denn die Schwingung der Wirbel (anatomisch wie energetisch) geht in diese Richtung und eben nicht nach links. Man drehe nie links herum. Unter Menschen, die sich mit der Kunst des Energetischen bzw. Spirituellen Heilens befassen, gilt es als gesichert, dass ein Drehen links den jeweiligen Energie-Kanal verschließt. Da man mit den Übungen generell jedoch eine Anregung und Energetisierung beabsichtigt, erscheint das Drehen nach rechts, also das Öffnen von Gelenken und Wirbeln, das allein sinnvolle Vorgehen zu sein.

Aus dem ersten Schritt kommt schon der ganze benötigte Impuls. Von da an setze immer einen Fuß nach dem anderen nach rechts. Drehe Dich dabei dergestalt um Deine eigene Achse, bis Du wieder in Deiner Ausgangsstellung angelangst bist. Hättest Du dort Fußabdrücke hinterlassen, würdest Du nun, nach einem vollständigen Kreis, genau wieder in Deinen Fußabdrücken stehen.

Drehe langsam. Lasse Schultern, Arme und Hände ganz entspannt. Denke dabei vorzugsweise an gar nichts. Konzentriere Dich ausschließlich auf die Durchführung der Übung. Und dabei insbesondere auf Deinen Atem. Die richtige Ausführung beim Ersten Tibeter ist: Langsam. Wirklich ganz langsam ausführen. Dennoch kann einem dabei leicht übel werden. Für den Fall empfehlen Lehrer/Trainer oft, die Augen auf einen Punkt im Raum zu fixieren und dort zu halten (z.B. auf ein Objekt wie eine Blumenvase), denn so machen es angeblich Tänzer und Eiskunstläufer. Das Argument ist aber genau falsch und kontraproduktiv. Wer sich dreht, dem wird – besonders zu Beginn – oft schwindelig oder gar übel. Das ist ganz normal. Es zeigt an, dass die Wirbel noch mit einer niedrigen Geschwindigkeit vibrieren. Und diesem Phänomen soll gerade nicht durch Gewalt und Müssen und Tricks begegnet werden; im Gegenteil, bitte verlangsame Dein Tempo. Oder aber, lass es mit dieser Übung für heute gut sein.

Es ist absolut ok, anfangs nur drei Mal zu drehen und dies dann vorsichtig und ganz langsam und dem eigenen Alter und Gesundheitszustand gemäß zu steigern. Höre Deinem Körper stets genau zu. Sei achtsam. Befolge das Prinzip der Achtsamkeit (vgl. Tippach „Die 9 Schleusen öffnen"). Glaube mir, Du kommst nicht schneller ans Ziel, indem Du schneller und öfter drehst und dabei irgendwie vermeidest, Dich zu übergeben oder mit Schwindelgefühl umzukippen.

Was ebenfalls unbedingt zu vermeiden ist, nennt man die „Extase des Derwischs". In schamanischen Kulturen kennt man das Phänomen, dass sich der Medizinmann des Ortes oder eben ein Derwisch so lange und schnell dreht, bis er in eine Art Trance oder eben Extase verfällt, in welcher er sich in einer anderen Realität befindet. Ich glaube, es erklärt sich von selbst, warum wir dies bei der Durchführung der Tibeter hier nicht nur nicht anstreben, sondern strikt vermeiden wollen.

Fehler und Korrekturen beim Ersten Tibeter

Häufige Fehler beim ersten Tibeter sind:

- Die Ausführung der Drehungen erfolgt zu schnell

- Die Drehungen sind abrupt oder gar stoßweise

- Die Ellenbogen werden durchgestreckt

- Die Drehungen sind ungleichmäßig

- Man bewegt sich durch den Raum

- Man mutet sind zu viel zu und dreht zu oft

- Die Hände werden fallengelassen oder angehoben

- Die Schultern verkrampfen

Richtigerweise dreht man gleichmäßig und mit ruhigen leicht rückwärtigen Seitwärtsschritten. Es ist absolut ok, zwischendurch abzusetzen und eine kleine Pause einzulegen. Zu dem Zweck kann man ruhig mit der Durchführung zwei oder drei Mal ansetzen. Z.B. ist es ein guter Zwischenschritt, wenn man sechs Drehungen ausführen kann, diese in 2 mal 3 Wiederholungen zu unterteilen.

Gerade für erkrankte oder rekonvaleszente Übende bietet es sich an, zusätzlich zwischen den Ruhephasen zwischen den Tibetern zusätzlich alle paar Übungen eine kleine Entspannungsphase einzubauen. Wie gesagt, jeder kann und sollte die Anzahl und die Intensität der Übungen nur ganz allmählich steigern und dies dem jeweiligen eigenen körperlichen Zustand anpassen.

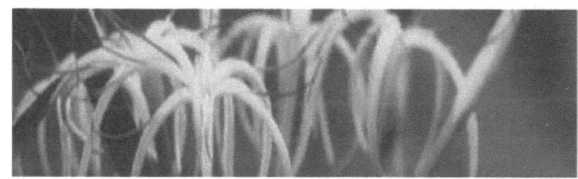

Wer zu schnell wird, oder zu abrupt in seinen Bewegungen, der verliert leicht seinen Stand. Man reißt sich dann quasi selbst durch die Wucht der eigenen Drehung aus der Verankerung. Man verliert seinen Halt und stolpert durch den Raum. Das zeigt an, dass man zu schnell, mit zu viel Kraft und/oder mit zu viel Wollen übt. Macht langsamer! Wer bei dieser Übung ins Stolpern gerät, dem fehlt es an „Erdung" Standfestigkeit oder Erdverbundenheit. Unsere Füße sind unsere Verbindung zu Mutter Erde. Diese Verbindung muss gut sein, damit sich Dein Körper stärken kann und Du gesundwirst bzw. -bleibst. Daher halte einen Moment im Grund-Stand inne, bevor Du mit den Drehungen beginnst. Mach Dir die Wichtigkeit der Verbindung mit dem Erdboden klar. Festige Dein Bewusstsein und damit Deinen Stand.

Was zu anhaltender Stabilität beiträgt, ist die seitliche Streckung der Arme. Diese soll während der Drehungen aufrechterhalten werden. Dabei werden richtigerweise die Ellenbogen jedoch nicht durchgestreckt, weil dies zu einer Beschleunigung der Bewegung führen würde. Wenn man merkt, dass die Arme ermüden, wird es Zeit, eine Pause zu machen bzw. die Wiederholung des Ersten Tibeters für heute zu beenden. Die letztlich angestrebte Anzahl von Wiederholungen beträgt 22.

Dasselbe trifft meistens zu, wenn man spürt, dass sich die eigenen Schultern verkrampfen bzw. man diese nach oben zu ziehen beginnt. Die Haltung der Arme dient der Stabilisierung, dem Gleichgewicht und der Aufrichtung der Wirbelsäule. Es ist aber wie erwähnt nicht so einfach wie es zunächst aussieht. Eine gute muskuläre Qi-Gong-Übung zur Stärkung der Arme für eben diesen Stand heißt „den Berg wegdrücken" (vgl. nachstehendes Foto/Tippach „Die 9 Schleusen Öffnen").

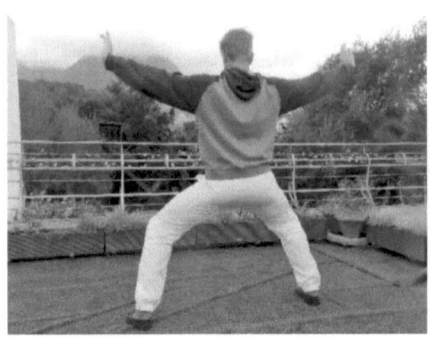

Der Übergang vom Ersten zum Zweiten Tibeter

Die Übergänge zwischen den einzelnen Tibetern sind eine Kunst für sich, mit welcher sich die Unterrichtenden jedoch praktisch nie befassen. Ich widme diesen Übergängen ein eigenes Kapitel im weiteren Verlauf dieses Buches. An dieser Stelle möchte ich jedoch bereits auf die Sorgfalt hinweisen, welche insbesondere ältere oder erkrankte Übende bei diesen Übergängen anwenden sollten. Denn während der einzelnen Übungen erzielen wir einen förderlichen Zuwachs von Schwingung in den Wirbeln, den wir zwecks langfristiger Wirksamkeit und Gesundheit natürlich bestmöglich konservieren sollten. Durch inkorrekte Übergänge geht jedoch oft viel davon wieder verloren. Ein extremes Beispiel wäre es, zwischen den einzelnen Tibetern zu telefonieren oder im Internet zu surfen.

Nehmen wir also einmal an, Du hast bereits acht Umdrehungen geschafft und bist in Deine Ausgangsposition zurückgekommen. Bleib einige Augenblicke mit ausgestreckten Armen entspannt stehen. Dann senke die Hände vor den Bauch und bleibe einfach locker so stehen, ohne jegliche Anspannung im Körper. Falls Du eine Sitzpause benötigst, gönne Dir eine. Ansonsten ist auch der Qi-Gong-Grundstand ausgezeichnet für diese Phase. Die Hände sind dabei locker (Bild unten rechts).

Es wird öfters noch eine Variante unterrichtet. Danach wird ein Grundstand eingenommen, bei welchem die Hände vor der Brust flach zusammengeführt werden. Das mag den einen oder die andere Übende durchaus auch entspannen. Es ist auch nicht wirklich falsch. Dennoch habe ich persönlich keine positive Auffassung zu dieser Variante. Probiere es einmal selbst aus, welcher Zwischen-Stand Dir besser bekommt. Eine weiter gesunde Form des Grundstandes ist auf dem Foto unten links zu sehen. Bei den meisten Menschen führt jedoch der o.g. Stand mit zusammengelegten Handflächen vor dem Körper zu Spannungen in der Schulter, dem Nacken und/oder den Oberarmen. Das geschieht bei gesenkten und locker gelassenen Händen hingegen nicht (Bild unten rechts).

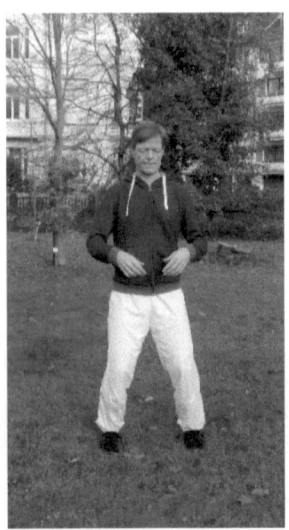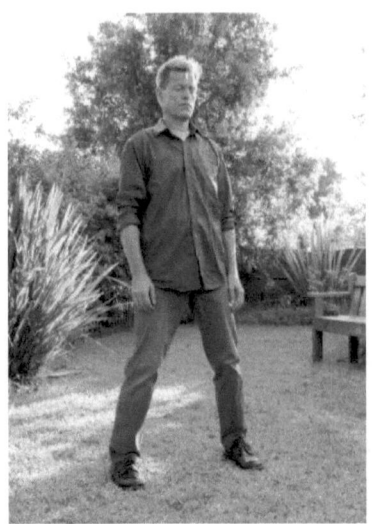

Ich möchte Deine Aufmerksamkeit auf etwas weiteres Wichtiges lenken. In dem Ruhe-Stand unmittelbar nach der Durchführung der Drehungen geschieht nämlich noch etwas ganz Entscheidendes! Spüre in Deinen Körper hinein und beginne, es selbst wahrzunehmen. Ein Teilnehmer einer meiner Seminare hat es einmal sehr treffend ausgedrückt als er sagte: „Es fühlt sich so an, als ob es sich, obwohl ich nun stehengeblieben bin und mein Körper zur Ruhe zurückgekehrt ist, doch noch in meinem Rücken weiterdreht." Das ist sehr zutreffend. Genau das ist nämlich auch der Fall.

Man braucht für diese Wahrnehmung keinesfalls hellsichtig zu sein oder sich gar etwas einbilden. Mit mehr Übung werden solche Empfindungen für Dich ganz „normal" werden, d.h. Du beginnst, Deinen Körper auch auf energetischen Ebenen wahrzunehmen. Das ist zwar nicht nötig, aber doch ein ganz schöner Nebeneffekt, der einem auch zeigt, dass man schon gute Fortschritte macht. Dieses „Weiterdrehen" kann bei erfahrenen Übenden mehrere Minuten anhalten. Am Anfang, wenn die Erfahrung noch neu ist, möchte ich dazu raten, diese wirklich auszukosten und zu spüren, wie Dein Körper sich vitalisiert und gesundet. Danach jedoch, schenke diesem Umstand weniger Beachtung, wisse darum, doch richte Deine Konzentration nicht mehr darauf.

Zwischen den Riten kannst Du Dich, wann immer Du es möchtest oder es erforderlich ist, hinsetzen oder hinlegen. Bitte wäge jedoch gut ab! Wenn Du nämlich viel Pause benötigst zwischen den Tibetern, dann zeigt das wahrscheinlich an, dass Du Dich während des Übens überanstrengst. Das ist

Deiner Gesundheit aber gerade nicht dienlich. Setze besser weniger Kraft ein, nämlich ca. 50%, sodass Du keine größeren Pausen zwischen den einzelnen Tibetern benötigst. Gönne Dir einen Schluck Tee, wenn Du magst. Oder etwas Wasser. Essen sollte man hingegen nicht.

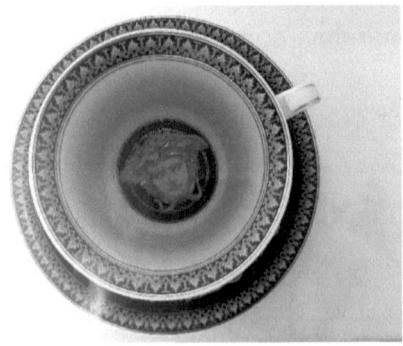

Sollte Dir trotz aller Vorsichtsmaßnahmen schwindelig oder gar übel geworden sein durch die Ausführung des Ersten Tibeters, dann warte unbedingt, bis dieses Gefühl sich wieder vollkommen abgebaut hat. Dann erst beginne mit dem Zweiten Tibeter.

Der „Sechste" Tibeter?

Wir wollen auch das eine oder andere spirituelle Geheimnis um die Tibeter lüften. Es gibt tatsächlich einen sog. Sechsten Tibeter. Eigentlich gibt es einen solchen „zusätzlichen" für jeden der Fünf Tibeter. Man kann nämlich, wenn man so weit fortgeschritten ist, dass man die Übungen ohne weiteres Überlegen perfekt ausführen kann, ein zusätzliches Mantra mit dazu nehmen. Wer die bei Kelder dargestellte Übung als „Sechsten" Tibeter ansieht, für den wäre das jeweilige Mantra dann von der Zählweise her der Siebente. Dessen Version des „Sechsten" soll die sog. „Kundalini-Energie" entfachen, jedenfalls gemäß einigen Tibeter-LehrerInnen. Allein diese Formulierung zeigt allerdings schon, dass insoweit, bei allem Respekt, viel Unwissen besteht. Denn beim sog. „Kundalini" handelt es sich weniger um eine Energie als um ein zusätzliches Chakra, welches nur bei äußerst wenigen Menschen überhaupt geöffnet ist. Daher halte ich den Versuch, sich dieser Kraft als Anfänger zu nähern, für eine ganz falsche weil unangemessene Herangehensweise.

Der wahre „Sechste" Tibeter besteht in einem begleitenden Mantra für einen oder alle Tibeter. Ein „Mantra", ist eine Art Spruch oder Satz, welchen man (innerlich) monoton wiederholt, während man die jeweilige Tibeter-Übung durchführt. Ein solcher Satz kann das Erlebnis vertiefen. Lasst es mich jedoch klar formulieren. Es ist kein Zeichen für Fortgeschrittene oder besondere Leistungen auf spirituellem Gebiet. Man muss solche Mantren zu den einzelnen Übungen keinesfalls mitsprechen. Man kann sie z.B. auch innerlich leise formulieren oder vor sich hin summen - ähnlich wie bei den sog. „heilenden Lauten" im Qi Gong. Es kommt dabei im Wesentlichen auf die innere Verfassung an. Ein mögliches schönes Mantra zum ersten Tibeter lautet:

Meine Bewegung ist frei, bedachtsam
und absichtslos.

Wer es „spiritueller" mag, der bevorzugt eventuell:

„Ich bin geöffnet für die kosmi-
sche/allumfassende Energie (QI)" bzw.
„Ich bin geöffnet für die Göttliche Liebe".

Etliche TeilnehmerInnen sagten mir, sie würden die Übungen gerne in Gedanken mit dem berühmten Laut „Om" begleiten. Das halte ich für eine gute Idee, weil dieser Laut mittlerweile bei den meisten Menschen im kollektiven Unterbewusstsein für Ruhe, Ausgleich und Liebe steht. Spüre, ob Dir persönlich dieser Satz etwas schenkt oder ob er Dich nicht wirklich berührt. Im letzteren Fall lasse ihn einfach weg. Fühl Dich auf keinen Fall verpflichtet, ihn auszusprechen bzw. im Inneren mit zu vollziehen, während Du die Tibeter übst.

Der Zweite Tibeter: Beine und Nacken anheben

Beim zweiten Tibeter wollen viele Menschen gleich wieder aufgeben. Insbesondere ältere Menschen, die glauben, dass sie „das nicht mehr schaffen könnten". Ich gebe es gerne zu, dies ist keine leichte Übung. Aber Ihr schafft das ganz sicher! Vor allem habe ich sie hier für Euch – und gerade für Euch Ältere – so aufbereitet, dass Ihr sie ohne Weiteres nach und nach durchführen könnt. Denn diese meine Darstellung richtet sich nach allen Erkenntnissen, die ich in meinen Workshops gewonnen habe. Jede/r TeilnehmerIn, der oder die mit den jeweiligen persönlichen Problemen bei dieser Übung zu mir kam, hat mir ein Stück weitergeholfen, auch diesen Tibeter für alle Menschen verfügbar zu machen.

Die Hauptwirkung des Zweiten Tibeters für die Gesundheit besteht in einer kurzen, sanften Streckung der Wirbelsäule. Dabei werden die Wirbel (hier zunächst einmal die anatomischen) wie Zimbeln, die an einer schönen Schnur aufgereiht sind, durch das Dehnen zum Klingen gebracht. Dieses Klingen entspricht der Vibration, von der wir oben schon sprachen. Dies hat einen sehr heilenden Effekt auf den Körper. Bitte versucht daher, diese Übung durchzuführen, nehmt bei Schwierigkeiten einen Schritt nach dem anderen dazu. Ihr werdet sehen, das klappt. Nur Mut!

Die körperliche Grundidee des zweiten Tibeters geht dahin, Kopf und Beine aus der liegenden Position mit dem Einatmen anzuheben und sie dann mit dem Ausatmen wieder sanft auf dem Boden abzulegen. Vergleiche bitte dazu die **Videos** auf meiner **PATREON** Seite. Die Hände bleiben dabei neben den Hüften liegen, grundsätzlich mit der Handfläche nach unten. Bei diesem Tibeter ist übrigens bequeme Kleidung ganz wichtig. Ich persönlich empfinde etwa das Tragen eines Gürtels bei dieser Übung als besonders störend. Für alle Zwischenschritte ist eine Hilfe zulässig, nämlich, dass man seine Hände nicht neben die Hüfte legt, sondern unter den Po. Das erleichtert das Heben der Beine sehr. Übergangsweise ist es auch möglich, nur die Daumen unter den Po zu bringen, um den Körper für die Aufwärtsbewegung mit den Beinen zu stabilisieren. Mit dem eigenen Fortschritt möchte man dann die Hände neben der Hüfte ablegen und die Kraft für das Heben seiner Beine aus der Körpermitte holen.

Fortschritt in kleinen überschaubaren Schritten

Die Beschreibung der gesamten Ausführung erfolgt am Ende des Abschnitts in Schritt sechs. Wir beginnen hier zwecks Vereinfachung mit den Teilschritten. Jeder Übende gehe bitte so langsam vor, wie es für ihn oder sie persönlich erforderlich ist. Nach der o.g. Zwischen-Phase nach dem Ersten Tibeter, lege Dich bitte auf den Rücken. Wenn Du Deine Matte noch nicht ausgerollt hast, ist jetzt ein guter Zeitpunkt dafür. Auf keinen Fall sollte es Dir nämlich am Rücken kalt sein.

Schritt eins

Liege ruhig auf dem Rücken. Hebe nun leicht den Kopf an und biege Deine Zehen in Richtung Schienbein (erstes Foto unten). Dabei spürst Du das sanfte Dehnen wie das Geradeziehen einer Schnur, die Deinen Wirbelkanal angenehm anspannt und so die Vibration der Wirbel auslöst. Selbst wenn Du später feststellst, dass Du die Beine (noch) nicht (ganz) anheben kannst (vgl. zweites Foto unten), weil Du Dich z.B. an der Beinmuskulatur verletzt hast, ist bereits dieser erste Teilschritt sehr förderlich für die Gesundheit.

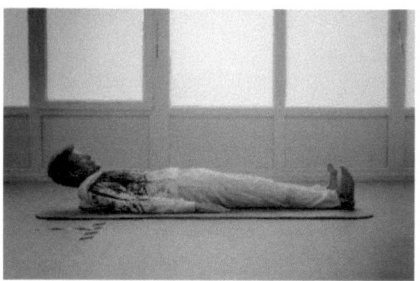

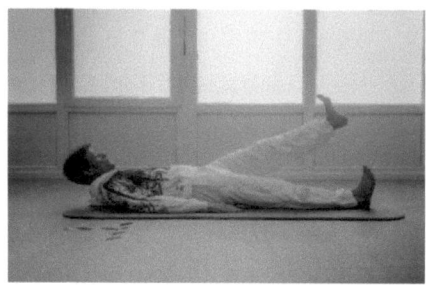

Schritt zwei

Lasse den Kopf leicht angehoben. Bitte hebe den Kopf keinesfalls unter voller Dehnung weit nach oben, sodass Du dann
geradeaus schauen würdest! Hebe nun zunächst abwechselnd
jeweils ein Bein sanft an, erst das linke, dann das rechte (vgl.
Foto oben). Führe die Bewegung langsam aus. Atme ein,
während Du das Bein hebst, atme aus, während Du dasselbe
Bein wieder auf dem Boden ablegst. Dann ruh' Dich einen
ganzen Atemzug mit beiden Beinen entspannt auf dem Boden
liegend aus.

Schritt drei = Vereinfachung von Schritt zwei

Es ist gar nicht so leicht, im Liegen ein Bein gerade anzuheben. Dabei entsteht naturgemäß eine hohe Anspannung in
der Hüfte, in der Bauchregion und im Oberschenkel. Viele
Menschen können das anfangs nicht ausführen. Daher schlage ich zunächst folgende, einfachere Variante vor:

Aus der liegenden Position zieh' Dein Knie leicht an, d.h. beu-
ge es nach oben. Wenn das für Dich auch noch sehr anstrengend ist, dann setze zunächst den Fuß auf den Boden, neben
das andere, das liegende Knie. Also winkle zuerst das linke
Bein auf Höhe des Knies an und setze den linken Fuß neben
das rechte Knie (erstes nachstehendes Foto). Eventuell möchtest Du in dieser Zwischenposition sogar einen weiteren ent-
spannenden Atemzug tun. Dann erst führe Dein Bein vom Fuß

aus weiter nach oben. Bitte versuche nicht gleich am Anfang, das Bein im rechten Winkel (90°) nach oben anzuwinkeln. Das kannst Du später noch Schritt für Schritt entwickeln.

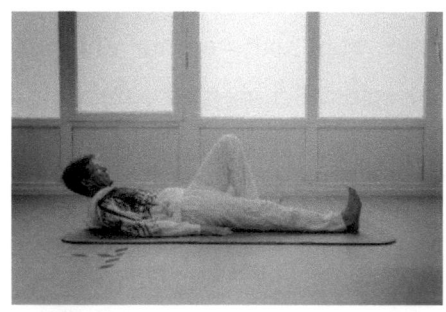

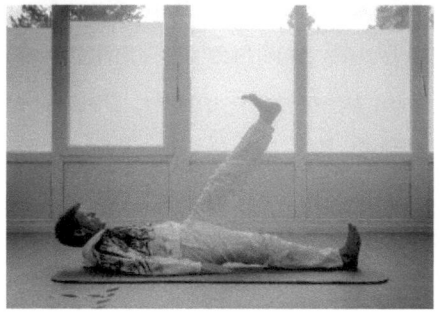

Wichtig ist zunächst, dass Du den Atemrhythmus beibehältst, also einatmen mit der jeweiligen Aufwärtsbewegung, und ausatmen mit dem sanften Ablegen des Beins auf der Erde. Bitte achte ganz besonders auf Deine Atmung, wenn Du diese Zwischenschritte einfügst. Es kann nämlich leicht passieren, dass man zwar beim ersten Anwinkeln des Knies einatmet, dann jedoch mit der weiteren Aufwärtsbewegung des Beins wieder ausatmet. Das wäre jedoch genau verkehrt.

Es kann beim Üben des Zweiten Tibeters vorkommen, dass sich Probleme am Rücken, vor allem in Form von Schmerzen am unteren Rücken zeigen. Dies korrespondiert i.d.R. mit fehlender Muskelkraft im Rücken. Dem wirkt der Zweite Tibeter langfristig entgegen, weil er die Muskulatur genau dort vorzüglich trainiert. Man sollte es nur anfangs nicht übertreiben oder sich gar selbst Schmerzen zufügen!

Wer seine Beine noch nicht soweit hochheben kann, sondern das Heben über die angewinkelte Knie-Position durchführt, dem empfehle ich, dies auch bei der Abwärtsbewegung der Beine so zu tun. Solltest Du noch jeweils ein Bein (Schritt zwei) oder beide Beine anwinkeln (Schritt vier), dann tue dies bitte auch auf dem Weg nach unten. Das Anwinkeln der Knie beim Herunterführen der Beine ist nämlich weniger anstrengend für die Muskeln. So vermeidest Du es, Deine Muskeln zu überfordern bzw. sogar Rückenschmerzen zu erzeugen.

Schritt vier

Nun kommt ein ganz wichtiger Schritt, besonders, wenn Du am Anfang Probleme mit diesem Tibeter hattest: Das Heben beider Beine zugleich. Tue dies zunächst so, wie in Schritt drei beschrieben: winkele beide Knie an (erstes Foto unten), dann hebe die Beine weiter nach oben. Bitte atme stets beim Heben der Beine (und des Kopfes) ein. Aus der angewinkelten Position hebst Du die Beine weiter an, wobei diese gestreckt werden. Es ist vollkommen ok, wenn Du zunächst nicht die 90° Position erreichst (zweites Foto unten).

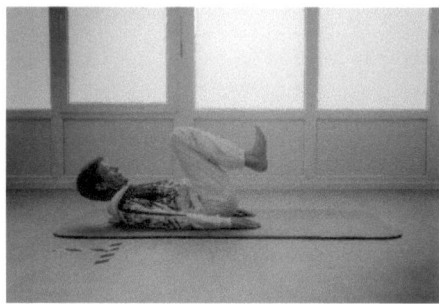

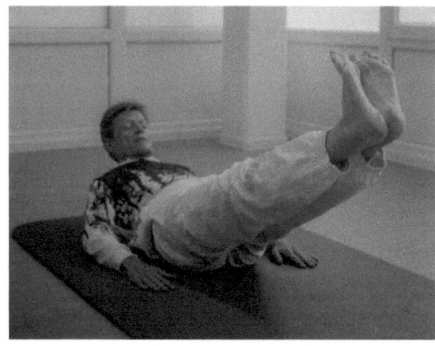

Deinen Fortschritt siehst Du sofort: Zum einen gelingt es Dir mehr und mehr, die Beine anzuheben. Zum anderen fühlst Du Dich immer besser und kannst mehr Wiederholungen durchführen. Bleibe dabei auf jeden Fall im richtigen Atemrhythmus, also einatmen auf dem Weg nach oben, ausatmen beim Ablegen von Kopf und Beinen.

Schritt fünf = kompletter Zweiter Tibeter

Nun bist Du soweit, die Übung in traditioneller Weise vollständig und in einem Zug durchzuführen. Du kannst stolz auf Dich sein, dies erreicht zu haben. Und sei gewiss, dass Du Deiner Gesundheit einen großen Dienst erweist. Wer diese Übung nämlich schafft, der kann getrost vom Alter in seinem Ausweis 10-15 Jahre abziehen. Denn sein oder ihr biologisches Alter hat sich bereits reduziert. Das Geheimnis der Tibeter ist letztlich, dass sie den Altersprozess nicht nur erheblich verlangsamen, sondern sogar z.T. umkehren können.

Lege Dich also auf den Boden. Beginne einzuatmen und dabei den Kopf leicht zu heben und die Zehen zum Körper zu ziehen. Dann bringe die Kraft aus Deiner Körpermitte auf und hebe mit dem weiteren Einatmen beide Beine bis zu einem 90° Winkel nach oben an. Wechsle dann ins Ausatmen und führe beide Beine wieder sanft auf den Boden zurück. Führe einen vollständigen Atemzug aus, während Deine Beine am Boden ruhen. Dann führe die Übung erneut durch, bis zu 22 Mal. Wer noch weiter fortgeschritten ist und bereits sein Herz-Kreislauf-System erheblich verbessert hat, der benötigt nach ca. 1 Jahr nicht mal mehr die ausruhenden Atemzüge, während die Beine am Boden sind, sondern hebt die Beine direkt mit dem folgenden Atemzug wieder an. Wer das schafft, hat seinen Alterungsprozess prinzipiell gestoppt.

Etliche TeilnehmerInnen brachten zum Ausdruck, sie empfänden die finale Position – also Beine 90° nach oben gestreckt und Nacken angehoben – wie eine „geöffnete Blüte". Ich selbst bin nicht so sehr poetisch veranlagt, doch mich erfreut dieses Bild. Wenn es Dir auch gefällt, möchtest Du eventuell das folgende Mantra innerlich mitsummen: „Ich bin für die Liebe/das Göttliche geöffnet wie eine (Lotus) Blüte".

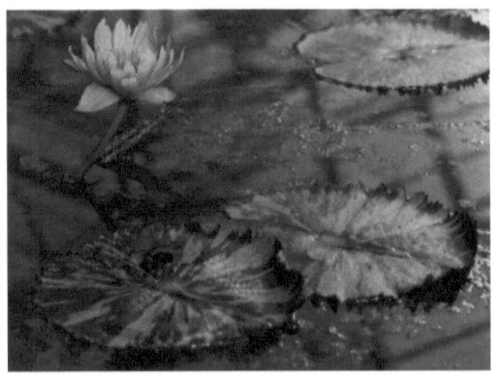

Fortgeschrittene Alternative

Diese Variante habe ich von meinem Qi-Gong-Meister in Tai-
wan gelernt. Im traditionellen Qi Gong ist man sich bewusst,
dass es vor der Trennung von Yoga und Qi Gong ein noch
älteres System gab, zu dem die 5 Tibeter wahrscheinlich auch
gehören. Dabei legt man die Hände mit den Handflächen nach
oben ab. Beim Senken der Beine werden die Hände gedreht
und mit der Handfläche nach unten weisend führt man seine
Beine wieder zum Boden. Damit sich niemand unter Druck
von Leistung oder Erwartung setzt, verzichte ich ausdrücklich
an dieser Stelle auf eine Beschreibung der zusätzlichen Effek-
te für Körper und Geist. Denn wer so weit gekommen ist, der
fühlt meiner Erfahrung nach, was einzelne Übungsteile für
Energien erzeugen. Lass Dich also überraschen.

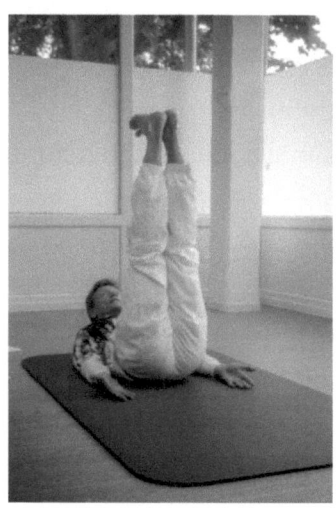

Fehler und Korrekturen beim Zweiten Tibeter

An dieser Stelle möchte ich eine Einladung an alle Leser aussprechen. Wer zusätzliche Fehler findet oder sich unsicher ist, der schreibe dies doch bitte einfach an mail@dr-tippach.de; dann kann ich das aufbereiten und u.U. auch in dieses Buch einarbeiten. Häufige Fehler, die einem beim Zweiten Tibeter unterlaufen, sind Folgende:

- Po und/oder Hüfte werden mit den Beinen angehoben. Richtigerweise drückt man Hüfte und Po kräftig gegen den Boden, insbesondere während man die Beine anhebt.

- Man vergisst, die Zehen anzuspannen, bevor man die Beine hebt.

- Während der Anspannung der Zehen wird nicht eingeatmet. Richtigerweise ist das Aufrichten der Füße die erste Bewegung beim neuen Einatmen. Von den Fersen geht nämlich der Impuls für die Aufwärtsbewegung der Beine aus. Dieses leitet man ein, indem man die Zehen in Richtung der Schienbeine zieht.

- Hals/Nacken werden zu sehr angespannt und hochgezogen. Dieser Fehler wird vor allem von jüngeren und überambitionierten Übenden gemacht, welche möglichst „viel" erreichen möchten bzw. dem Körper das abverlangen wollen, was er alles „leisten" kann. Dies ist eine FALSCHE Herangehensweise. Denn weder medizinisch noch spirituell darf man seine Wirbel zwingen, sondern nur sanft stimulieren. Die *Vortices* bzw. Wirbel um die energetischen Zentren (Chakren) herum sind nämlich auch Schnittstellen für unsere anderen Körper, vor allem den Ätherleib (Begriff nach Rudolf Steiner) sowie unser sog. Emotional-Körper.

- Ziel ist es zwar, die Beine 90° (oder sogar noch etwas weiter) anzuwinkeln, aber anfangs sind 45° vollkommen ausreichend. Mit regelmäßiger Übung verbessert sich nämlich auch der Zustand Deiner Sehnen, was dazu führt, dass Du die Beine besser dehnen kannst. Bitte anfangs nicht überanstrengen!

- Die Aufwärtsbewegung der Beine ist zu abrupt. Atme besser ganz sanft ein, und führe die Beine sanft aufwärts. Diese Abruptheit in der Bewegung geschieht meist aufgrund von fehlender Muskelkraft in den Oberschenkeln bzw. generell fehlender Kraft in der Körpermitte. Solange Deine Bewegung abrupt ist, hebe Deine Beine am besten einfach weniger hoch an bzw. führe weniger Wiederholungen der Übung durch.

- Die Abwärtsbewegung der Beine ist zu abrupt. Atme besser ganz sanft und gleichmäßig aus, und führe die Beine „auf dem Atem" wieder zum Boden.

Dritter Tibeter: Rücken sanft beugen

Üben wir nun gemeinsam den Dritten Tibeter, der mit seiner sanften Dehnung einen schönen Beitrag zur Kräftigung des Rückens beisteuert. Diese Übung wird auch als „rückwärtiger Wirbelsäulen-Strecker" bezeichnet. Schon im Qi Gong mag ich die teils sehr blumigen Namen nicht. Deswegen möchte ich auf dieses „anatomische Monster" auf jeden Fall verzichten. Nennen wir diese Übung am besten einfach den „Dritten Tibeter" oder „den 3. Ritus".

Die Grundidee des dritten Ritus ist es, die Wirbelsäule sanft und leicht nach vorne, dann sanft und tiefer nach hinten zu beugen. Dabei werden alle Wirbel stimuliert und in sich beweglich gemacht. Die anatomischen Wirbel bestehen aus harten Platten und weichen Zwischenräumen. Wer Bandscheibenprobleme hat, bei dem sind meist die weichen Teile abgenutzt. Denn der oder die Betreffende hat sich immer „hart" bewegt, „harte" Lasten auf sich genommen, sein Yang überstrapaziert zu Lasten seiner weicheren, weiblicheren, Yin-Anteile. Es wäre daher nun eine ganz schlechte Idee, gerade bei dieser Übung mit jener Fehleinstellung fortzufahren. Daher soll die Übung nicht durch verstärkten Willen ausgeführt werden, sondern mit Sanftheit und in großer Achtsamkeit, d.h. vor allem mit Rücksicht auf Deine Wirbel und Bandscheiben. Bitte *keine Leistung* erbringen wollen!

Im Fokus des Dritten Tibeters steht unsere Wirbelsäule. Sie ist anatomisch besonders wichtig, denn sie schützt in sich die Nervenbahnen und damit die Verbindungen des Körpers mit dem menschlichen Gehirn. Ihr gesamter Aufbau repräsentiert die in uns Menschen verlaufende Verbindung zwischen Oben und Unten, zwischen Himmel und Erde. Diese Übung fördert Flexibilität, Offenheit, Durchlässigkeit und den Austausch zwischen den Polen des Oben und des Unten in uns. Daher aktivieren wir mit dieser Übung die vertikal durch uns verlaufenden Energien. Das fördert zugleich unsere körperliche *und* unsere spirituelle Existenz. Im Qi Gong kennt man die Pole als das Männliche (oben) und das Weibliche (unten) und spricht daher von der energetischen Vereinigung von Himmel und Erde im menschlichen Körper.

Begib Dich nach dem „Zwischen-Raum" zwischen Zweitem und Drittem Tibeter in eine sitzende Position. Du sitzt dabei *auf* Deinen Waden. Dazu brauchst Du sicher eine Matte unter den Knien oder auch ein zusätzliches Kissen. Um in diese neue Grundposition zu gelangen, kniet man sich am besten zunächst hin – und zwar so, wie die meisten von uns es sicher als Kinder gemacht haben, nämlich mit den Waden und Füßen als Sitzfläche. Der Fußrücken beider Füße zeigt zur Erde und man setzt sich dann auf die Füße. Dies allein ist nicht ganz einfach, vor allem deshalb nicht, weil die Knie und Füße etwa Schulter breit auseinander auf dem Boden ruhen (nachstehendes Foto). Ich empfehle daher nachdrücklich, dass Ihr Euch zunächst mit dieser Grundposition vertraut

macht, bevor Ihr die eigentliche Übung beginnt. Denn es verhält sich genau wie im Qi Gong: Ist der Grundstand bzw. eine
Grundposition nicht „fest", stabil und sicher, fehlt es der
Übung an Präzision, Abstimmung und letztlich eben auch an
gesundheitlichem Erfolg.

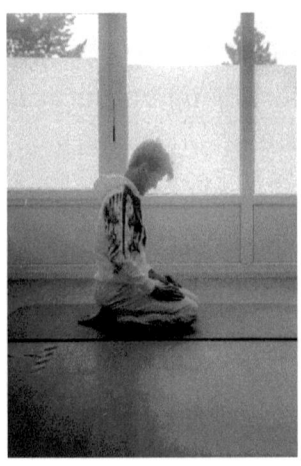

Falls Du eine zusätzliche Lage zum Abfedern Deines Gewichts
benötigst, empfiehlt sich eine besonders weiche bzw. gut ge-
polsterte Matte oder eben ein weiteres Kissen. Wie gut, dass
wir die Sehnen in den Übungen zuvor schon gut aufgewärmt
haben. Sonst wäre diese Mischung aus Hocken und Sitzen
wahrscheinlich zu schwierig. Eine gute Vor-Übung für diesen
Tibeter sind einfache Kniebeugen.

Dann werden die Hände zwecks Stützen auf bzw. etwas unterhalb der Nieren an den Rücken gelegt. Die Finger zeigen dabei Richtung Erdboden, wobei die Hände leicht schräg gehalten werden können. Es geht darum, den Rücken und die Wirbel vor Verletzungen und Überanstrengung zu schützen. Außerdem werden durch den sanften Druck der Handballen auch noch die Nieren stimuliert und energetisiert. Die Hände werden in dieser Haltung bis zum Ende der Übung inklusive aller Wiederholungen belassen (vgl. nachstehende Fotos).

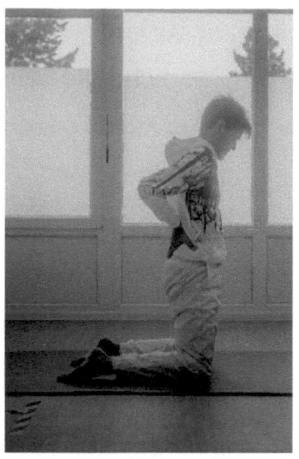 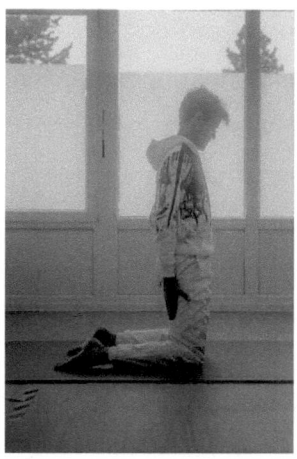

Anmerkung: Im Laufe der Zeit haben sich verschiedene Diskussionspunkte hinsichtlich der Tibeter herausgebildet. Einer davon betrifft die Haltung der Hände. Es gibt Trainer, die empfehlen, die Hände hinten auf die Oberschenkel zu legen. In der Tat lässt sich auch so eine zumindest ansatzweise stützende Haltung für den Rücken einnehmen (Bild oben rechts).

Probiere aus, was sich besser für Dich anfühlt. Ich unterrichte diese Variante nicht, weil sie den Rücken nur indirekt stützt und auch die energetische Bereicherung für die Niere nicht ergibt. Allerdings haben manche Menschen überlange Arme, dann ist diese Position eventuell leichter.

Der Dritte Tibeter beginnt mit dem Ausatmen. Bleibe in Deiner Ausgangsposition, dem „Sitz auf den Füßen", atme sanft ein und dann aus. Beim Ausatmen senkst Du den Nacken nach vorne (Foto oben links). Bitte hierbei gerade am Anfang bitte nicht übertreiben! Erfahrenere Übende können dann bald das Kinn bis auf den Brustkorb bringen. Urkunden gibt es dafür aber nicht, denn es ist nicht erforderlich. Die Wirbelsäule soll ja – wie stets bei den Tibetern – nur leicht gezogen werden, „wie eine Schnur mit Kreiseln/Zimbeln daran", die durch das leichte Anziehen oben am Nacken oder unten in der Steißregion zum Vibrieren und Klingen gebracht werden. Anatomische Höchstleistungen helfen dabei genau nicht weiter.

Dann streckst Du die Oberschenkel nach oben durch, so dass Dein Körper aussieht wie ein „L". Die Füße mit dem Fußrücken zur Erde und die Knie bleiben am Boden. Der gesamte Körper richtet sich auf. Diese aufgerichtete Haltung (vgl. Bilder oben) wird mit jedem Atemzyklus wieder neu eingenommen, ohne dabei den Körper auf die Füße abzusenken. Dies tut man erst, wenn man seine Wiederholungen abgeschlossen hat und wieder in die Ausgangs-Position zurückkehrt.

Die Übung beginnt, nachdem man sich aufgerichtet hat, d.h. man atmet aus und senkt den Nacken nach vorne. Dann beugt man den Oberkörper sanft nach hinten, wobei man einatmet. Die Hüfte bleibt dabei stabil, also in einer festen Position, d.h. die Hüfte wird nicht nach vorne geschoben. Dies dehnt die Wirbelsäule sanft, d.h. die Wirbel werden wie Zimbeln zum Klingen durch Vibration gebracht. 3-4 Wiederholungen reichen, um festzustellen, ob man den Rücken schmerzfrei ohne große Anspannung nach hinten biegen kann.

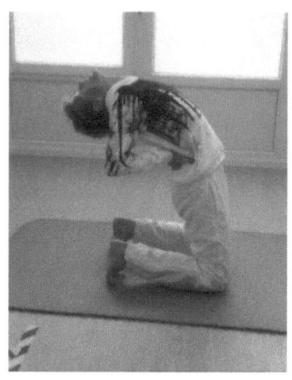

Ich sage dies ausdrücklich, weil sich etliche meiner TeilnehmerInnen regelrecht erschrecken, wenn sie meine fortgeschrittene Ausführung sehen. Denn ich senke sowohl den Oberkörper als auch dann den Kopf und Nacken z.T. sehr stark nach hinten. Das ist für den Anfänger NICHT zu empfehlen, sondern als Alternative für Fortgeschrittene (Bild oben). Wer bei guter körperlicher Verfassung seinen Rücken weiter dehnen kann, wird dazu übergehen wollen, den Rücken von der Hüfte an nach hinten tiefer zu beugen als Anfänger dies tun sollten. Der Kopf wird dabei ebenfalls weiter nach hinten gelegt. Ein förderliches Mantra während dieser Übung lautet: **„Das Oben und das Unten in mir sind im liebevollen Austausch miteinander"**. Oder wahlweise auch: **„Ich bin mit dem Oben und dem Unten gleichermaßen verbunden"**.

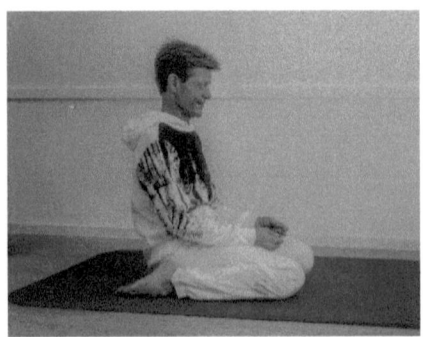

Die Atmung beim Dritten Tibeter

Die Einatmungs-Phase wird mit der Rückwärtsneigung koordiniert. Man soll nicht stoßweise einzuatmen. Denn durch das Beugen des Rückens werden die Lungen zusammengedrückt und es kann grundsätzlich weniger Luft aufgenommen werden. Daher neigen etliche Übende dazu, das „An-Atmen", also den Beginn des Einatmens, fast ruckartig auszuführen. Besser ist es jedoch, den Atem gleichmäßig aufzunehmen. Das erfordert eine gewisse Übung.

Alternative für weniger Geübte

Wer mit dieser Übung erst anfängt, der sollte zunächst den Rücken und vor allem den Kopf deutlich weniger weit nach hinten beugen. Denn auch für diesen Tibeter braucht es eine stabile und gestärkte Muskulatur, an welches es im Alter und in der Rekonvaleszenz fehlt. Ohne die erforderliche Muskulatur bereits aufgebaut zu haben, müssen die unteren Wirbel, vor allem die Lendenwirbel, die Hauptlast der Bewegung und des eigenen Gewichts tragen. Daher empfiehlt es sich, zunächst nur eine geringe Beugung des Rückens nach hinten zu vollführen, (vgl. nachstehendes Foto).

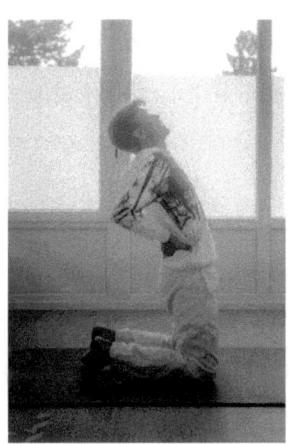

Fehler und Korrekturen beim Dritten Tibeter

Im Laufe einer über 20-jährigen Praxis konnte ich in Zusammenarbeit mit meinen TeilnehmerInnen folgende häufige Fehler korrigieren:

- Die Rückenbeugung wird aus dem Lendenwirbelbereich bzw. unmittelbar mit Kraftaufwand aus dem unteren Rücken heraus ausgeführt. Dies kehrt die Zugrichtung für die Wirbelsäule leider um. Beim Dritten Tibeter sollen die Wirbel von oben anfangend gezogen bzw. gestreckt werden. Daher ist es richtig, die Bewegung aus dem Nacken heraus zu beginnen. Somit wird die Bewegung aus dem Nackenbereich geführt. Der Nacken bleibt zunächst starr. Nur wer sich schon sicher fühlt und gut beweglich ist, der kann zum Ende des Einatmens hin auch noch den Nacken nach hinten legen.

- Häufig konnte ich weiterhin beobachten, dass die Fuß- und insbesondere die Zehenposition falsch ausgeführt wird. Und zwar legen viele Übende anfangs die Zehen seitlich auf der Erde ab. Meistens liegt der Grund darin, dass die kniende Position als zu anstrengend empfunden wird bzw. es sich so anfühlt, als würden die Sehnen in Oberschenkel und Wade zu stark angespannt. Richtigerweise zeigen alle fünf Zehen zum Boden. Man sitzt also quasi auf dem Fuß, während die Fußsohlen nach oben zeigen.

- Die Ausatem-Phase wird zu spät begonnen. Am Anfang bewegen viele Übende den Rücken wieder nach oben und beginnen erst auf dem Weg mit dem Ausatmen. Richtigerweise soll jedoch die Dehnung nach hinten (zusammen mit dem Einatmen) sanft bis zu ihrem Ende ausgeführt werden. Danach soll das Ausatmen beginnen. Denn es ist ein wichtiges Atemprinzip bei den Tibetern, dass die Atmung die Bewegung führt und nicht umgekehrt. Die Bewegung fließt gewissermaßen „auf" dem Atem. Daher beginne man mit dem Ausatmen und führe dann den Oberkörper in die Ausgangsposition zurück bzw. den Nacken nach vorne bis das Kinn die Brust berührt.

Übergang vom Dritten zum Vierten Tibeter

Auch für den Übergang zwischen den Tibetern Drei und Vier gibt es verschiedene Varianten. Üblicherweise wird empfohlen, den Oberkörper nach der abschließenden Wiederholung vornüber auf die Erde zu legen, bzw. auf die Handrücken, die man vor dem Körper auf den Boden gebracht hat. Das ist eine gute, weil beruhigende Position.

Für Anfänger oder Erkrankte ist das erfahrungsgemäß viel zu schwierig. Insbesondere, wer bereits Schwierigkeiten hatte, sich auf seine Füße bzw. Waden zu setzen, der kann nicht von sich erwarten, sich nun ganz auf den Boden hinunter zu beugen, um sich dabei zu entspannen! Ich zeige in einem extra Kapitel weiter unten noch genauer, was für Möglichkeiten des Übergangs zwischen den einzelnen Tibetern bestehen. Für den Moment möchte ich zwei einfachere Varianten vorschlagen, welche auf etwas leichtere Art und Weise eine Entspannung ermöglichen. Zum einen kann man sich wie ganz zu Beginn der Übung auf (bzw. zwischen) die Waden setzen und die Hände sprichwörtliche in den Schoß legen. Das erfordert zwar immerhin noch die Dehnung der Waden und Oberschenkel, erspart einem jedoch das Vornüberbeugen, welches eine zusätzliche Anforderung beinhaltet.

Eine andere, leichtere Möglichkeit ist es, sich einfach auf den Boden zu setzen und die Beine entweder ausgestreckt auf dem Boden liegen zu lassen, z.B. in einem Winkel von 45° nach links und rechts ausgestreckt. Oder aber man winkelt die Knie im Sitzen an, sodass die Anspannung der Sehnen noch weiter herabgesetzt wird. Wer mit all dem noch nicht zurechtkommt, der setze sich einfach entspannt auf einen Stuhl mit einer Rückenlehne. Wichtig und entscheidend ist nämlich an dieser Stelle, dem eigenen Rücken nach dem Dritten Tibeter eine Ruhepause zu verschaffen.

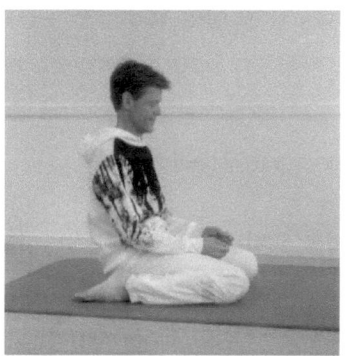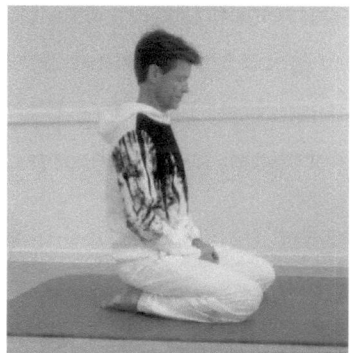

Mit steigendem Übungsgrad wird man generell auch die Pausen zwischen den Übungen verkürzen, bzw. schließlich ganz weglassen. Im Moment wollen wir aber sicherstellen, dass wir Atem schöpfen können, den Atemzyklus harmonisieren, und den Körper sich ganz entspannen lassen. Dies geschieht vor allem im Hinblick auf die jetzt folgende vierte Übung, die nicht nur mir als die anspruchsvollste erscheint.

Vierter Tibeter: Becken hochdrücken

Der vierte Tibeter ist aus meiner Perspektive der schwierigste. Denn es werden zugleich mehrere Elemente des Körpers und der Atmung koordiniert: Aufwärtsbewegung und Einatmen; Abwärtsbewegung und Ausatmen. Wechselnde Anspannung und Entspannung der gesamten Muskulatur während ein und derselben Übung. Das ist auch, und hier spreche ich auch als ausgebildeter Trainer des Deutschen Sport-Bundes, schon anspruchsvoll. Ich führe Dich in sechs Schritten sicher zu einer korrekten Durchführung des vierten Tibeters.

Zentraler Inhalt der Übung ist die Dehnung der Wirbelsäule (Zug des Bandes, an dem die Zimbeln oder Kreisel hängen), um die Vortices in den Chakren zum Schwingen zu bringen. Es erscheint mir sinnvoll, diese Übung barfuß auszuführen. Auf Strümpfen besteht hier zu sehr die Gefahr, dass man mit den Füßen wegrutscht, und ein guter fester Halt bzw. Stand sind bei dieser Übung ganz wesentlich.

Zuerst werden wiederum die Füße aufgestellt. Die Grundidee dieser Übung ist eine Umkehrung des Körpers. Aus der Yoga-Praxis kennen wir die Umkehrungen in Form des Hand- bzw. Kopfstandes oder auch der Kerze. Dem liegt zugrunde, dass die Energieflüsse des Körpers einmal umgedreht werden sollen, z.B. die Lymphe oder Darminhalt einmal in die entgegengesetzte Richtung fließen. Das wiederum stimuliert den „richtigen" Prozess. Man beginnt in einer möglichst aufrecht auf dem Boden sitzenden Position, Hände und Füße stellt man jeweils Schulter breit auseinander.

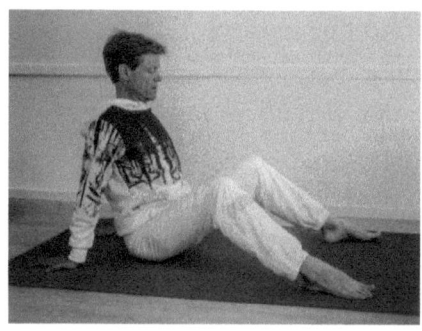

Die anatomische Bezeichnung der Übung sollte vor allem Yoga-Praktizierenden geläufig sein. Man nennt sie „das Einnehmen der Tisch-Position mit anschließende Absenken des Körpers". Die Hände liegen zum Stützen, ebenfalls etwa Schulter breit auseinander, neben Dir, mit den Handflächen nach unten weisend. Die Finger zeigen nach vorn, also in Richtung der Füße. Atme in der Sitzposition aus. Dann beginne den Einatem-Zyklus. Stoße Dich aus der Kraft der Füße nach oben, hebe also Dein Gesäß und Deinen Rücken bis Du in die Ziel-Position gelangst, in welcher Deine Füße nach vorn zeigen. Die Unterschenkel stehen dann gerade, bilden also zu den Füßen einen 90° Winkel. Von den Knien bis zum Scheitel des Kopfes bildet Dein Körper nun eine gerade Linie. Es macht älteren Menschen, Rekonvaleszenten und AnfängerInnen meist zu große Schwierigkeiten, in diese gerade Position zu gelangen. Daher schlage ich ein vereinfachte Variante vor.

Schritt eins: Gesäß nach oben bringen

Gehen wir zusammen in einzelnen, leichter durchführbaren Schritten vor. Beim Vierten Tibeter schaut man ja nach oben. Dadurch werden Körper und Haltung oft zusätzlich instabil.

Drück zunächst das Gesäß aus dem Sitzen hoch. Bleibe jedoch mit dem Oberkörper und dem Kopf weitgehend bzw. so weit wie erforderlich am Boden. Am einfachsten ist es, sich auf den Ellenbogen abzustützen (vgl. Foto). Auf diese Weise stärkst Du zunächst die Muskulatur, die für diese Übung erforderlich ist. Das allein ist bereits ein schöner Zugewinn an Kraft und Gesundheit. Atme beim Hochdrücken des Gesäßes ein - und beim Ablegen auf den Boden wieder aus.

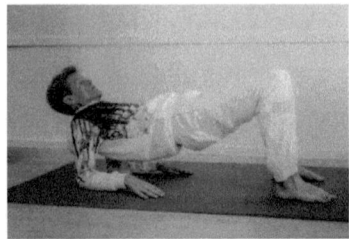 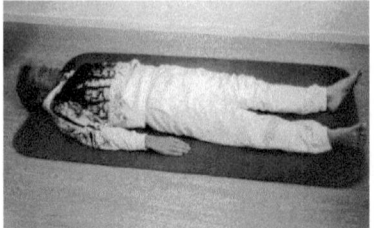

Bleibe dann lang ausgestreckt für einige vollständige Atemzüge am Boden liegen und ruhe Dich dabei aus.

Schritt zwei: Oberkörper anheben

Drücke Dich dann im nächsten Schritt, wenn Du einige Tagen oder Wochen Schritt eins wiederholt hast, mit der Kraft von Händen und Füßen ab, um Dein Gesäß anzuheben. Hebe dabei nun auch vorsichtig den Oberkörper mit an. Achte jedoch an dieser Stelle noch nicht darauf, dass Du den 90° Winkel erreichst. Und senke vor allem auch den Nacken zunächst nicht, sondern schau weiterhin geradeaus (vgl. Foto).

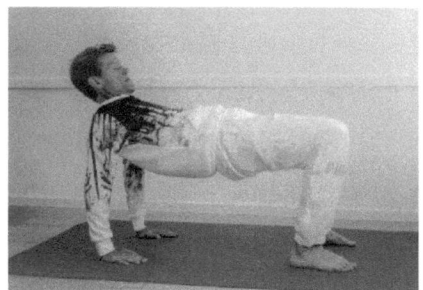

Das ist erheblich weniger belastend und es bewahrt eine gewisse Sicherheit, weil man den „Überblick" behält. Atme dabei ein. Dann senke das Gesäß wieder auf den Boden und atme dabei aus. Bleib sitzen und tue einige erholsame und beruhigende Atemzüge. Auf diese Weise gewöhnst Du Dich Schritt für Schritt allmählich an die Bewegung und an den Atemrhythmus.

Schritt drei: Langsam und sicher in die Waagerechte

Schritt eins und zwei geben Dir Gelegenheit, genügend Muskulatur aufzubauen und Kraft zu sammeln. In Schritt drei bringst Du Dich dann allmählich in die waagerechte Position. Verweile einige Momente in dieser Position. In diesem Moment musst Du entscheiden, ob Du ein- oder ausatmen möchtest, während Du in dieser Position bleibst. Die Atmung darf auf keinen Fall stoppen. Man darf also keinesfalls während der waagerechten Position die Luft anhalten, was leider häufig von Anfängern gemacht wird. Gewöhn dich langsam daran, dass auch der Nacken ein Teil der waagerechten Position ist. Spanne nun in der Waagerechten alle Muskeln Deines Körpers an. Dazu gehört auch die Gesichtsmuskulatur. Das ist ein ganz schön anstrengender Teil dieser Übung. Behalte die Anspannung in Deiner Muskulatur max. 4 Sekunden bei.

Schritt vier: Richtiges Atmen während der Anspannung

Im Prinzip gibt es zwei Möglichkeiten, um in dieser Haltung seine Muskeln anzuspannen. Erstens kann man weiter einatmen, während man für 4-5 Sekunden in der waagerechten Position bleibt und dabei seine Muskulatur anspannt. Dann geht man zum Ausatmen über und senkt den Körper wieder zum Boden. Zweitens kann man auch das Einatmen kurz und kräftig durchführen, und in der waagerechten Position bereits beginnen, auszuatmen. Dass im Regelfall die Ausatemphase länger ist als das Einatmen, spricht für die zweite Variante. Probiere es aus, wie es für Dich am besten geht.

Schritt fünf: Kräftigung der Muskulatur

Nun kommt eine weitere Schwierigkeit innerhalb des Vierten Tibeters. Daher machen wir an dieser Stelle zunächst einmal eine gemeinsame Vorübung: Leg Dich bitte entspannt auf den Rücken. Atme einige Male tief und gleichmäßig ein und aus. Dann spann' Deine gesamte Muskulatur kräftig an. Dies ist ein wesentlicher Teil der vierten Übung, trotzdem wird es oft vergessen. Spann' wirklich alle Muskeln, also inklusive der Gesichtsmuskeln an. Für alle, die das nicht gerne tun – denkt einfach daran, wie bereits diese relativ kurze Anspannung Eure Blutgefäße öffnet und sich so auch eine gesunde Gesichtsfarbe einstellt.

Schritt sechs: Der vollständige Vierte Tibeter

Du hast nun alle Teile einzeln eingeübt, Dich mit Deiner Muskulatur vertraut gemacht, anhand von Schritt drei geklärt, ob Du weiter einatmest oder bereits ausatmest, während Du die Muskulatur in der Waagerechten anspannst.

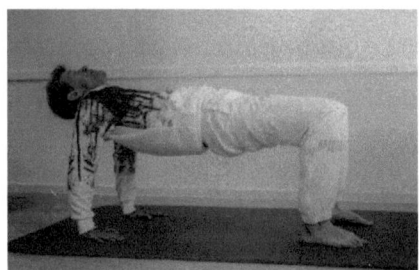

Noch in der entspannten Rückenlage beginne einzuatmen und drück den Körper mit Händen und Füßen hoch, bis Du in der Waagerechten ankommst. Dort spann für einige Momente die gesamte Muskulatur an; dann entspann wieder und senk Deinen Körper gleichmäßig wieder ab, während Du ausatmest.

Sei stolz auf Dich! Du hast ehrlich etwas Tolles geschafft. Diese Übung ist durchaus anspruchsvoll, und zwar nicht nur innerhalb der Tibeter, sondern auch nach allgemeinen Maßstäben. Und wir sind ja auch keine zwanzig mehr.

Fehler und Korrekturen beim Vierten Tibeter

- Häufig führen TeilnehmerInnen meiner Workshops das Hochstemmen des Körpers zu abrupt aus. Durch eingehendes Nachfragen habe ich gelernt, dass sich viele, vor allem am Anfang, unsicher oder nicht kräftig genug fühlen, daher versuchen sie, die Bewegung „schnell hinter sich zu bringen". So nachvollziehbar das ist, so wenig hilft es. Denn die Muskelleistung des Hochstemmens des Gesäßes muss ohnehin durchgeführt werden, zunächst kann man mit den Schritten eins, zwei und vier genug Muskelkraft aufbauen. Sobald die eigene Muskelkraft ausreicht und man dies auch weiß, kann man die Bewegung nach oben gleichmäßig bewältigen. Sowohl die Aufwärts- als auch die Absenkungs-Bewegung des Körpers sind ausgeglichen und eher von langsamer Natur. Beide werden unterstützt durch ruhiges Ein- und Ausatmen.

- Der nächste oft anzutreffende Fehler besteht darin, während der Aufwärts- oder der Abwärtsbewegung Pausen einzulegen bzw. sogar während der Übung ganz innezuhalten. Aber nicht einmal das kurze Verweilen in der waagerechten Position beinhaltet einen Stillstand oder gar eine Pause. Denn die Anspannung der Muskulatur ist selbstverständlich auch als Fortführung der Bewegung anzusehen. Der Teil mit dem Anspannen ist sehr vergleichbar der Qi-Gong-Übung

„Verwandle Dich in einen Berg" (näher dazu Tippach, „Die 9 Schleusen Öffnen"). Auch dort gilt der Stand als Ruheelement, während die Anspannung der Muskulatur dem Yang-Prinzip entspringt, also als „Bewegung" anzusehen ist.

- Ein weiterer Fehler besteht darin, dass Übende die Hüfte zu hoch stoßen. Richtig ist es, wenn der Körper von Hüfte bis Scheitel eine gerade Linie bildet. Ein damit eng verknüpfter Fehler ist es, den Nacken statt den Kopf waagerecht zu halten nach unten abzuwinkeln. Das entsteht glaube ich aus Übermotivation. Diese zusätzliche (Über-) Dehnung gehört jedoch nicht an diese Stelle. Wer den Nacken nach hinten abwinkeln kann und möchte, dem bietet sich im dritten Tibeter-Ritus die Gelegenheit dafür. Ich möchte auch nochmals auf die damit verbundene Verletzungsgefahr hinweisen! Ausdrücklich kann ich nur weit fortgeschrittenen Übenden empfehlen, wenn überhaupt, dann den Kopf/Nacken in der *dritten* Übung ein ganz klein wenig über die Waagerechte hinaus gen Boden zu neigen.

- Weiterhin wird öfters vergessen, die Muskeln komplett anzuspannen, bzw. insbesondere weibliche Übende vergessen, die Gesichtsmuskulatur anzuspannen. Richtig ist hingegen eine vollkommene, nämlich von Kopf bis Zehen eine kurze, aber harte muskuläre Anspannung durchzuführen.

- Ein sehr häufiger Fehler besteht darin, bei der Anspannung der Muskeln den Atem anzuhalten. Richtig ist es, gleichmäßig und durchgehend ein- und auszuatmen. Insbesondere die Koordination der Atmung mit der Bewegung ist auch eine geistige Leistung. Bitte lies bei Bedarf noch einmal in Schritt vier. Wenn es Dir lieber ist, kannst Du sogar *während* des Anspannens vom Ein- auf das Ausatmen wechseln. Doch das ist sehr schwierig und sollte daher nur von Fortgeschrittenen ausgeführt werden.

Fünfter Tibeter: Po ins V hochdrücken

Der fünfte Tibetische Ritus zeichnet sich dadurch aus, dass er relativ leicht ausgeführt werden kann. Außerdem bestätigen praktisch alle, denen ich diese Übung je beigebracht habe, unisono, dass diese Übung „gute Laune macht". In der Tat, fast jeder Übende fühlt sich nach dieser Übung erfrischt, vitalisiert und im Inneren voller Freude. Die Kernidee dieser Übung besteht darin, durch Aufwärts- und Abwärtsbewegungen des Körpers die Wirbelsäule zu dehnen. Während dieser Bewegung mit der Dehnung kann man wunderbar die Lungen mit Sauerstoff füllen.

Es handelt sich hierbei zugleich um eine enorm kräftigende Übung, welche Wirbelsäule und Lunge intensiv fördert. Dieser Tibeter ist auch aus einer allgemeinen Perspektive betrachtet eine hervorragende Übung zur Gesundheitsförderung. Denn man baut Muskulatur und Kraft auf und stärkt zugleich Herz- und Kreislauf. Außerdem hilft sie uns gelenkig zu werden bzw. zu bleiben. Sogar die „anatomische Bezeichnung" ist diesmal recht einfach, man nennt diese Übung umgangssprachlich das „umgedrehte V". Auf die Übung freue ich mich jedes Mal besonders, wenn ich die Tibeter übe. Diese Übung macht nämlich richtig Spaß und gute Laune. Freut Euch also darauf!

Ein Hinweis noch, bevor wir beginnen. Auch dieser Ritus lässt sich wohl am besten barfuß ausführen. Wenn man Schuhe oder Stopper Socken verwendet, dann müssen die an dieser

Stelle wirklich rutschfest sein. Denn bei dieser Übung kommt es auf einen stabilen Stand ganz entscheidend an. Ich habe übrigens etliche TeilnehmerInnen kennengelernt, die eigens für diese abschließende Übung ihre Schuhe auszuziehen, die anderen Tibeter zuvor jedoch mit leichten Schuhen durchgeführt hatten.

Man beginnt in der Bauchlage und atmet dort ein. Die Hände liegen mit den Handflächen nach unten unter den Schultern, sehr ähnlich der Handstellung bei der Yoga-Übung „Kobra". Die Zehen stehen etwa Schulter breit auseinander, die Fersen sind hochgezogen, sodass die Füße 90° nach oben zeigen. Die Übung besteht darin, aus dieser Stellung (Foto unten links) in die Ziel-Position (Foto rechts) und dann wieder zurückzukommen. Die Atmung ist gleichmäßig und tief und erfolgt unter Heben und Senken des Zwerchfells.

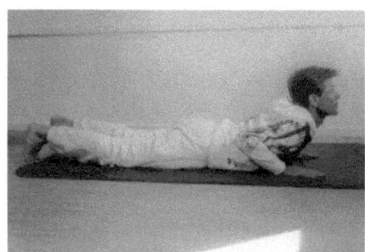 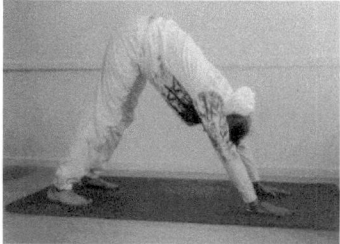

Man erkennt anhand eines Vergleiches der unterschiedlichen Atemrhythmen beim Dritten und beim Fünften Tibeter sehr schön, dass alle Übungen zusammen den Körper vollständig mit Kraft (Prana, Qi) versorgen. Denn Energetisierung und Entspannung finden gleichermaßen statt. Beim dritten Ritus geschieht das Einatmen, wenn der Nacken nach hinten gebogen wird. Beim fünften Ritus hingegen atmet man ein, während das Kinn gen Brust geführt wird, d.h. der Nacken nach vorne gebeugt wird.

Nachdem Du in der Bauchlage vollständig eingeatmet hast, beginne auszuatmen. Während dieser Phase des Ausatmens hebst Du den Nacken und biegst ihn sanft nach hinten. Gleichzeitig drückst Du mit der Kraft aus Armen und Händen den Oberkörper hoch. Dabei werden die Ellenbogen nicht durchgedrückt, sondern tragen das Gewicht des Körpers und zugleich die Spannung, die dieser Übungsteil im Oberkörper und in den Armen aufbaut.

Nun folgt der zweite Teil der Bewegung zusammen mit dem Einatmen. Das Gesäß wird nach oben gedrückt und die Beine durchgestreckt. Wichtig ist, hier nun auch die Arme ganz durchzustrecken, damit Arme und Beine zusammen den Körper gut stützen können. Bitte beachte weiter: Bei der ersten Ausführung bringt man die Füße etwas weiter zu den Händen heran. Wenn nämlich die Füße zu weit nach hinten gestreckt sind bzw. bleiben, kommt man mit dem Gesäß nicht optimal nach oben. Im Ergebnis sieht der Körper in dieser Haltung aus wie ein umgekehrtes V. Die Aufwärts-Bewegung erfolgt in Harmonie mit dem Einatmen.

Es besteht in der Gemeinde der Tibeter-Praktizierenden ein Diskussionspunkt hinsichtlich der Position der Fersen in der V-Position. Die einen sagen, die Fersen sollten dabei den Boden berühren, die anderen behaupten das genaue Gegenteil. Ich unterrichte immer mit Einfachheit basierend auf ganz klaren und nachvollziehbaren Kriterien. Ich selbst bin recht gelenkig und meine Muskulatur gut trainiert. Dennoch sind meine Sehnen zu den Fersen hin nicht lang genug, um bei dieser Position die Fersen ohne weiteres auf den Boden zu bringen (vgl. Foto oben rechts). Und ich könnte ja nun wirklich nichts von Euch Lernenden und Übenden verlangen, was ich selbst nicht bewerkstellige. Daher finde bitte jeder für sich heraus, wie es bei ihm/ihr am besten funktioniert. Meine persönliche Auffassung ist, dass es im Ergebnis vollkommen egal ist, ob die Fersen den Boden berühren oder nicht.

Vereinfachte Version des Fünften Tibeters

Viele finden das Hochstemmen des Gesäßes, also das Bilden des „umgedrehten V" schwierig. Aus diesem Grunde habe ich eine leichtere Version entwickelt, für die eine weitere Decke unter den Knien gut ist. Die Vereinfachung besteht darin, mit dem Einatmen das Gesäß nicht in einem Zug nach oben zu bringen, sondern sich zunächst auf die Knie zu stützen (Foto).

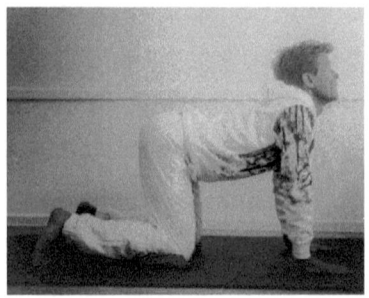

In dieser Zwischenhaltung atme ein, dann wieder aus. Mit dem nächsten Einatmen drück Dich kräftig nach oben ins V. So ist es erheblich leichter. Mit der Zeit gewinnst Du muskuläre Arm- Beinkraft hinzu. Dann kannst Du die Übung in der Originalvariante durchführen. Doch selbst wenn nicht, dann kommst Du eben mit einem Zwischenschritt nach oben und kannst dies noch im Alter von 100 Jahren durchführen. Respektiere Deinen Körper und sei ihm stets dankbar, denn er hat Dich durch Dein gesamtes Leben hindurch getragen. Gönne ihm die Pausen, die er sich mehr als verdient hat.

Fehler und Korrektur beim Fünften Tibeter

- Die Atmung gerät immer wieder durcheinander. Meist möchten die Übenden aus diversen Gründen die Abwärtsbewegung des Körpers mit dem Einatmen verbinden. Ich nehme an, dies gründet sich auf das allgemein gültige Atemprinzip des „Ausatmens bei der Anstrengung" bzw. beim anstrengenderen Teil einer Übung. Richtigerweise jedoch bitte beim fünften Ritus das Ausatmen mit der Abwärtsbewegung verbinden! Denn entgegen der ersten Annahme liegt der Moment der höchsten Anstrengung beim Halten des Oberkörpers mit den Armen und dem Beugen des Nackens nach hinten.

- Beim Heraufkommen ins V vergessen viele, den Nacken nach vorne zu beugen, d.h. das Kinn auf den Brustkorb zu legen. Richtigerweise legen wir beim Bilden des V das Kinn nach innen zur Brust. Man führe sich bitte diesbezüglich immer wieder vor Augen, dass man vor allem seine Wirbelsäule bewegt, um die Wirbel zu vitalisieren. Nachdem wir mit den vorangehenden Übungen auch die Nackenmuskulatur gekräftigt haben, erweitern wir nun die Beugung der Wirbelsäule in den durchaus schwierigen Teil des Nackens und damit auch des Kopfes. So wird der Nacken für Schwingung und Qi durchlässig gemacht, was zu der freudigen Stimmung, die durch diese Übung entsteht, beiträgt. Wir bringen also unseren Nacken, während wir ins V gehen, in eine der Ausgangshaltung entgegengesetzte Richtung. Diese Bewegung fördert das Hals-Chakra und somit die Schilddrüse, unsere Hormonsteuerung, das endokrine System, und das Nackengelenk. Beide Nackenbewegungen sollten unbedingt langsam ausgeführt werden, damit der Nacken nicht unkontrolliert kippt oder pendelt.

- Insofern ist es ein weiterer Fehler, einzuatmen während der Nacken nach hinten gebeugt wird! Richtigerweise beginnt man in der ruhenden Ausgangsposition mit dem Ausatmen. Während Du ausatmest, führe den Nacken nach hinten und stütze Dich auf die Ellenbogen. Dann, während des nächsten Einatmens, spanne die Gesäßmuskulatur an und führ' Hüften und Gesäß nach oben ins V.

- Oft wird außerdem vergessen, die Gesäßmuskulatur anzuspannen, während man ins V hochgeht. Richtigerweise spanne die Gesäßmuskeln kräftig an. Gerade wer gerne „Bauch, Beine, Po" trainiert, tut das sehr gut und verschönert nebenbei die Silhouette. Das Anspannen der Gesäßmuskulatur entlastet dabei zusätzlich den gesamten unteren Rücken und beugt so Rückenschmerzen vor bzw. hilft, solche zu kurieren.

Der Wahrhafte Sechste Tibeter

Seit den 80er Jahren haben verschiedene LehrerInnen eine Atemübung mit Vorbeugen des Oberkörpers und Abstützen auf den Knien als den „6. Tibeter" unterrichtet. Das ist keine schlechte Übung, aber es ist, wie wir sowohl aus Qi Gong als auch Yoga wissen, lediglich eine vorbereitende Übung, die der Lockerung der Gelenke und der Harmonisierung der Atmung dient. Es handelt sich jedoch dabei nicht um einen *echten* Tibeter, auch wenn es in Peter Kelders Buch so dargestellt wurde.

In Wirklichkeit können wir mit jeder der fünf Tibeter-Übungen ein Mantra verbinden. Auf diese Weise hält unsere geistig-spirituelle Entwicklung mit der körperlichen Schritt. Wir wollen doch auch langfristig nicht bloß Körper sein, sondern uns unserer eigenen Spiritualität voll bewusstwerden. Letztlich geht es um mehr als körperliche Gesundheit, nämlich um die Einkehr in den Zustand der Verbundenheit und der Einheit. Daher möchte folgendes Mantra vorschlagen.

„Ich bin eins mit dem Großen Geist"

Um sich an die innere Wiederholung zu gewöhnen, kann man ein Mantra zunächst im Liegen vor und nach einer Übungseinheit sprechen. Oder man geht dazu über, ein Mantra nach den jeweiligen Übungen im Inneren zu sprechen, d.h. während der Harmonisierungs- bzw. Entspannungsphasen zwischen den Übungen. Vor und nach dem Training der Fünf Tibeter lässt sich an folgendes Mantra denken:

„Der Geist in mir grüßt den Geist in Dir"

Am besten Du wählst solche Mantren nach Deinen eigenen Bedürfnissen. Nimm etwas, das Dir auf harmonische, ganzheitliche Weise entspricht. Aus diesem Grunde gibt es auch keine „richtigen" oder "falschen" oder „lehrbuchgemäßen" Sätze, Mantren, Affirmationen o.ä.

Es ist überhaupt ein Fehler, wieder einmal all dies vermittels Intentionen aus unserem Kopf bzw. Verstand zu holen. Es handelt sich nämlich bei den Tibetern um eine äußerst spirituelle Gymnastik, die vom Kopf und vom Wollen unseres kleinen Ichs befreit und gerade nicht zu „etwas" benutzt werden soll. Und wenn Du solche Sätze albern findest oder keine Affirmationen magst, oder es Dich in Deiner Konzentration auf die Übungen stört, dann lass es einfach weg. Der Großartigkeit der Tibeter tut das keinen Abbruch.

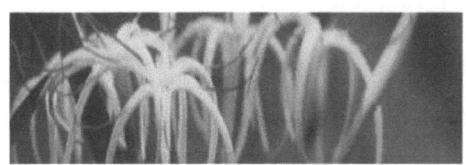

Die „Zwischen-Räume"

Abschließend möchte ich die so wichtigen Zwischen-Räume zwischen den einzelnen Tibetern beschreiben. Generell dienen diese Phasen der Entspannung und dem Ausgleich. Diese Zwischenräume sind weit mehr als nur „Pausen". Denn Üben („Gong" heißt übrigens einfach nur „üben") vermehrt Yang, Ruhen stärkt das Yin in uns. Um beides in Harmonie miteinander zu verbinden, sollten wir am besten gerade in den Zwischenräumen darauf achten, ruhig und gleichmäßig zu atmen. Ein hilfreiches Mantra dafür ist:

„Ich bin eins mit dem Atem,

(oder) Ich bin mein Atem"

Betrachte daher die Phasen zwischen den Übungen nicht als bloßes Nicht-Üben oder Pausieren. Siehe und vor allem erlebe diese Zeiten vielmehr als Ausdruck und Gelegenheit, alle Kräfte in Dir zu vereinen und in Dir ein Ganzes formen zu lassen. Sei daher zwischen den Übungen betont langsam, vorsichtig und ruhig. Vermeide jede hektische Bewegung. So werden die Riten eins IN DIR und MIT DIR.

Falls erforderlich, mache zwischen den Wiederholungen einer Übung bzw. nach einer Übung jeweils eine Pause. Sitze dann auf der Erde, auf Deiner Matte oder einem Stuhl. Setz Dich oder leg Dich eine Weile hin. Schöpfe Kraft. Komme wieder ins Gleichgewicht. Lass Dich nicht vom sportlichen Ehrgeiz treiben. Wer eine zu lange Pause benötigt, also mehr als vier Minuten, der hat sich zuvor während der Übung zu sehr angestrengt. Reduziere Deinen Krafteinsatz und Deine Anstrengung während der Übung, sodass Du weniger Pause benötigst, um wieder ins Gleichgewicht zu gelangen.

Gönn' Dir einen Schluck Tee, wenn Du magst.

Oder etwas Wasser.

Essen sollte man hingegen nicht.

Falsch wäre jede Form von Anspannung in den Zwischenräumen.

Sei fokussiert. Bleibe konzentriert. Denke nur an Deinen Körper, Deine Übungen, Deine Empfindungen und Wahrnehmungen. Führe keine anderen Tätigkeiten zwischendurch aus, z.B. kein „kurzes Telefonat" oder „checken Deiner Messages". Ich möchte hier noch einmal auf die erforderliche Sorgfalt hinweisen, welche Späteinsteiger, Ältere und Erkrankte beim Übergang anwenden sollten. Denn Körper und Geist erhalten so Gelegenheit, positive Energie zu absorbieren und in langfristiger Gesundheit umzuwandeln. Nimm Dir diese Zeit für Dich und harmonisiere Dich allumfassend mit Dir selbst und Deinem Atem. Lasse Deine Bewegungen ruhig und gleichmäßig werden.

Zwischenraum nach dem Ersten Tibeter

Die Übergangsphase vom Ersten zum Zweiten Tibeter hatte ich oben bereits nach der Darstellung der ersten Tibeter-Übung gezeigt. Hier findet Ihr ergänzend einige Fotos mit Darstellung der möglichen Positionen, die man nach dem ersten Tibeter einnehmen kann, um dessen gesundheitlichen Wirkungen zu steigern. Ich wünsche Dir von Herzen, dass Du möglichst bald die Wahrnehmung hast, wie sich die Energie in Deinem Rücken weiterdreht, während Du schon stehst. Im Qi-Gong nennen wir das „das Yang im Yin (= Ruhestand) spüren". Es ist eine der 10 Juwelen des ewigen Lebens. Das nachstehende Foto zeigt einen weiteren Grundstand, in welchem die Fäuste „leer" sind, also ohne Anspannung einfach nur ganz entspannt bleiben. Dieser Stand ist in Qi-Gong und Tai-Chi weit verbreitet und als entspannend anerkannt.

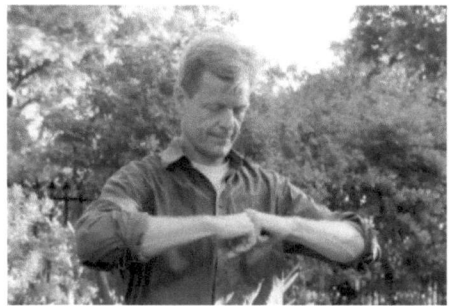

Die Zwischenräume zwischen den Tibetern können unterschiedlich lang sein. Sollte Dir schwindelig oder gar übel geworden sein während des Drehens, dann warte bitte auf jeden Fall, bis sich das wieder gelegt hat. Und dies mag heute länger dauern als gestern. Setze Dich eventuell hin. Falsch wäre nun jede Form von Anspannung oder Anstrengung. Richtigerweise nimmt man eine entspannte Steh-Position ein, ähnlich dem Qi-Gong eine Art Sitz-Stand. Dabei hält man die Arme locker und spannt die Fäuste oder Handflächen nicht an, je nachdem für welche der o.g. entspannten Haltungen/Grundstände man sich entscheidet. Das wird von jungen dynamischen Menschen oft falsch gemacht, denn sie „wollen" noch ganz viel.

Zwischenraum nach dem Zweiten Tibeter

Die zweite Übung ist die, bei der die Füße nach oben zeigen und mit dem Ausatmen wieder abgelegt werden. Dieser Tibeter ist anstrengend, ganz besonders für Späteinsteiger, weshalb wir uns weiter oben im Einzelnen angeschaut hatten, wie man sich bei dieser Übung schrittweise verbessern kann. Die Zwischenräume oder Ruhephasen sollen dem Anforderungsprofil der vorangehenden Übung angepasst sein. Dem hohen Anstrengungsgrad der zweiten Übung entspricht daher eine besonders entspannende Phase als Übergang zur dritten Übung. Liegen ist ausruhender als Stehen! Also bleibt man nach der zweiten Übung am besten gleich lang ausgestreckt auf dem Boden liegen. Atmet langsam tief und gleichmäßig ein- und aus. Über die Atmung steuern wir die Erholungsphase. Daher achtet hier bitte darauf, Deine Atmung so rasch wie möglich wieder zu beruhigen. Das beruhigt Körper und Geist. Und das soll an dieser Stelle geschehen. Wenn Du es bevorzugst, dann schließe die Augen. Bleibe bis zu vier Minuten entspannt auf dem Rücken liegen (vgl. Foto).

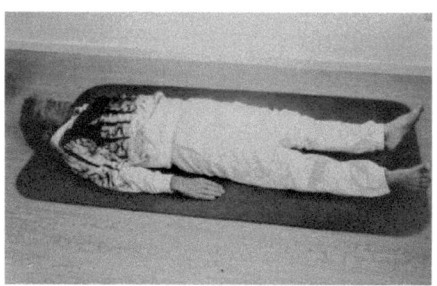

Jeder Mensch empfindet bestimmte körperliche Positionen als unterschiedlich entspannend. So sehr die meisten von uns auch denken mögen, dass es am meisten entspannt, einfach gerade auf dem Rücken zu liegen, dem ist nicht notwendig bei jedem Menschen so. Viele TeilnehmerInnen, gerade unter den älteren, finden es entspannter, die Knie – oder zumindest ein Knie – anzuwinkeln und gegen das andere zu lehnen (vgl.

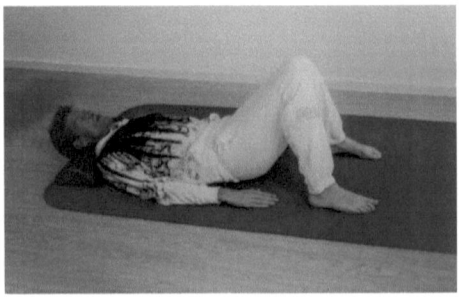

Foto). Für diese Haltung spricht, dass die Sehnen im Bein weniger gestreckt werden als bei der geraden Rückenlage. Eine Teilnehmerin machte folgenden, wie ich finde wirklich gelungenen Vorschlag: Sie legte ein Knie zur Seite und stützte es mit einem Gymnastik Kissen ab. Probiert es am besten einfach aus. Entspannung muss man selbst erfahren, selbst spüren, und nicht aus dem Lehrbuch kopieren.

Zwischenraum nach dem Dritten Tibeter

In der dritten Übung haben wir Rücken und Nacken nach hinten gebeugt. Daher sollte nun unser Rücken, insbesondere der untere Rücken, eine möglichst große Entspannung erfahren kann. Auch dazu gibt es mehrere Lösungen, welche die Übenden als individuell unterschiedlich entspannend empfinden. Probiert daher bitte alle hier gezeigten Möglichkeiten aus und/oder findet noch zusätzlich eigene, die Eurem eigenen Gefühl entsprechen. Was Dich jeweils am meisten entspannt, ist die beste Variante für Dich. Die anspruchsvollste Variante, welche mir für diese Stelle begegnet ist, welche ich aber wirklich nur fortgeschrittenen Übenden empfehlen kann, ist die Blattposition aus dem klassischen Hatha-Yoga (Foto unten). Die meisten empfinden diese Haltung jedoch unmittelbar als „nicht machbar" oder „un-entspannt". Wer diese Yoga-*Asana* (so heißen die Positionen im klassischen Yoga) kann und mag, möge sie einfach ausprobieren.

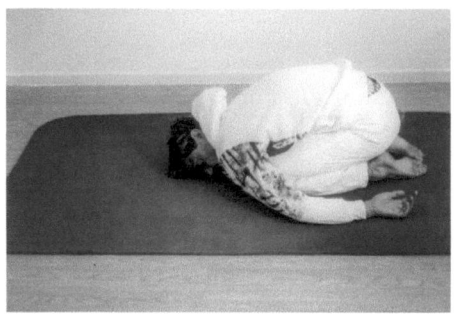

Für (zurzeit noch) weniger gelenkige Menschen sind die folgenden Ruhe-Positionen nach dem Dritten Tibeter geeignet (Fotos nachstehend): 1. Einfaches Sitzen mit angewinkelten oder mit seitwärts gestreckten Beinen 2. Sitzen im Schneidersitz mit nach hinten aufgestützten Händen. Ich bin mir sicher, dass jeder Übende hier für sich die passende und somit individuell richtige Wahl treffen wird. Zu achten ist darauf, dass der Rücken gestreckt und gut unterstützt wird.

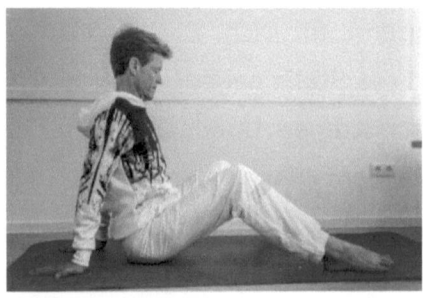

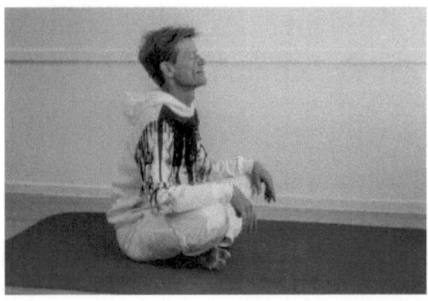

Als sehr entspannend empfinden viele Menschen auch die folgende auf den Waden sitzende Position, in welche man sich direkt aus der Übung herabsinken lassen kann Dabei ruht das Gesäß auf den Waden und die Füße werden aus der 90° Posi-

tion während der Übung nach unten gesenkt, sodass der Fußrücken auf dem Boden ruht. Wer ab und an meditiert, weiß,
dass man in dieser Haltung sehr locker und entspannt verweilen kann. Wenn Du an dieser Stelle quasi etwas meditieren
möchtest, dann setz Dich auf die Waden (oder zwischen sie,
vgl. Foto links unten) und leg Deine Hände entspannt mit den
Handflächen nach oben in den Schoß. Schließ die Augen zu
sieben Achteln und fühle und nimm wahr, wie sich Schwere
und Entspannung in Dir wohlig ausbreiten.

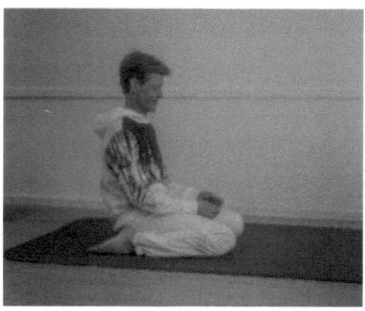 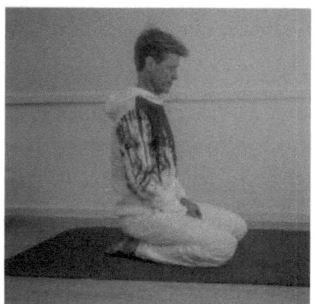

Allerdings tut in dieser Haltung so manchem der Fuß weh dabei, und es sollte eben keinesfalls Schmerz entstehen, nicht
während, und auch nicht zwischen den Übungen. Probiert
einfach aus, wie es für Euch am besten ist.

Zwischenraum nach dem Vierten Tibeter

Die vierte Übung ist die, in welcher man sich in eine waage-rechte Position bringt und dann mit dem Ausatmen wieder sanft in die sitzende Ausgangshaltung zurückkehrt. Ich per-sönlich halte dies für den schwierigsten Tibeter. Außerdem ist er auch körperlich beanspruchend, sodass wir im Anschluss eine wirklich ruhevolle Position anstreben möchten, in der wir uns sammeln können.

Entspanne. Atme.

Ein.

Aus.

Folgende Positionen bieten sich zum Entspannen an:

- Sitzen im Lotus.

- Sitzen mit übergeschlagenen Beinen.

- Einfaches Sitzen mit halb ausgestreckte Beinen. Wenn es sich für Dich stimmig und entspannend anfühlt, dann entspann den Nacken-Kopf-Bereich und lass das Kinn auf der Brust ruhen.

- Sitzen auf den Waden wie im vorangehenden Abschnitt gezeigt.

- Einfaches Sitzen mit angewinkelten Knien, Oberkörper und Nacken ruhen auf den Knien.

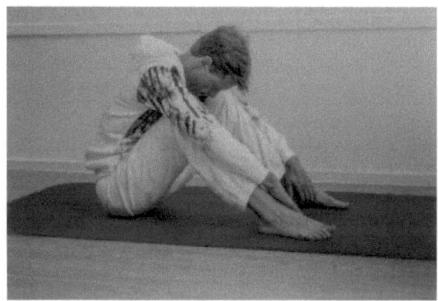

Ruhe und Abschlussnach dem Fünften

Nach dem Fünften Tibeter endet unser Training. Lieg einfach entspannt auf dem Bauch und ruhe, solange Du magst. Die Hände sind seitlich neben dem Körper. Fühl Dich eins mit Dir selbst. Atme tief und gleichmäßig. Nimm Deinen Körper wahr! Bitte nach dem Abschluss der Tibeter *nicht* gleich aufspringen und *tätig* werden! Gib Deinem Körper Ruhe. Es ist nämlich der große Fehler im westlichen Verstand, dass wir mit neuer Energie gleich wieder etwas *tun* wollen. Die Lebensenergie (Qi), die wir durch die Übungen hinzugewinnen, sollte jedoch gerade nicht in die nächste Tätigkeit fließen, sondern Deine Selbstheilungskräfte unterstützen und Deinen Alterungsprozess verlangsamen. Daher von ganzem Herzen: Nimm Dir wenigstens 15 Minuten Zeit und ruh Dich aus. Wir wollen abschließend gemeinsam ansehen, welche Positionen dafür geeignet sind. Auch hier entscheidet Dein Empfinden.

Auf dem Bauch liegen zu bleiben ist eine erste Möglichkeit. Viele mögen das und können auf diese Weise gut ruhen. Andere nehmen sich gerne ein Kissen unter den Kopf. Je nach Temperatur sollte man eine Decke über sich breiten, denn auf gar keinen Fall darf der Körper nun auskühlen. Wenn Du magst und kannst, schlafe ein wenig. Denke eventuell ein Mantra und schlummre darüber ein.

Alternative Entspannungspositionen:

- Leg Dich auf den Rücken und deck Dich zu.

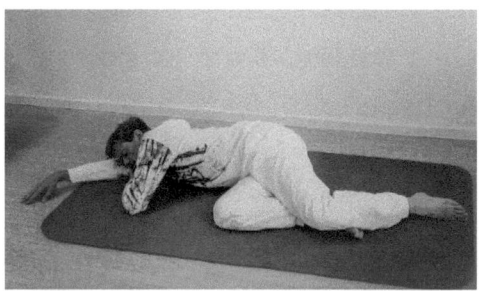

- Lieg auf dem Bauch und roll Dich leicht zusammen, also die sog. Fötus-Haltung. Oder nimm eine Art Schlafposition ein mit einem Bein halb angezogen. Das ist für die meisten Menschen sehr bequem und entspannend. Entspanne den Nacken und lass den Kopf seitlich rollen. Oder wähle Teile aus den o.g. Varianten und kombiniere sie auf Deine persönliche Weise.

- Vielleicht magst Du auch eine meditative Haltung einnehmen.

Deine abschließende Haltung ist gleichzeitig Dein Abschluss für das heutige Training der Fünf Tibeter. Sobald Du soweit gelangt bist, befindest Du Dich sehr wahrscheinlich in einem ausgeglichenen, meditativen Zustand, in welchem ich Dich nun von Worten verschonen möchte. Genieß es, genieß Dich, Deinen Geist und Deinen Körper. Ich danke Dich, dass ich Dich bis hierher begleiten durfte.

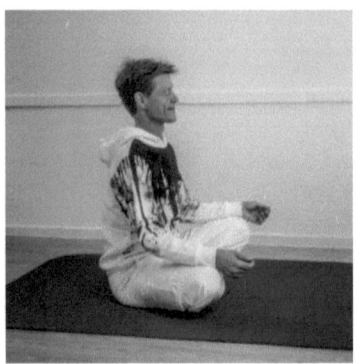 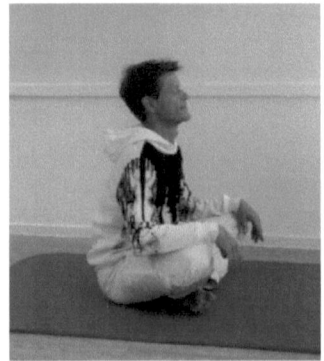

Ich wünsche Euch allen von ganzem Herzen gute Gesundheit, ein hohes Alter in Lebensfreude und dass Ihr geistig ebenso wie körperlich fit ein langes und glückliches Leben führt!

Dr. Stefan Ulrich Tippach Ph.D.